儿童常见疾病百问系列

丛书主编 谢鑑辉

肖 嫔 张本山 旷文勇 主编

儿童造血干细胞移植百问百答

U0200213

学苑出版社

图书在版编目（CIP）数据

儿童造血干细胞移植百问百答 / 肖嫔，张本山，旷
文勇主编. -- 北京：学苑出版社，2021.7
（儿童常见疾病百问系列）
ISBN 978-7-5077-6215-0

Ⅰ. ①儿… Ⅱ. ①肖… ②张… ③旷… Ⅲ. ①造血干
细胞－干细胞移植－普及读物 Ⅳ. ①R457.7-49

中国版本图书馆 CIP 数据核字(2021)第 141046 号

责任编辑：黄小龙
出版发行：学苑出版社
社　　址：北京市丰台区南方庄 2 号院 1 号楼
邮政编码：100079
网　　址：www.book001.com
电子邮箱：xueyuanpress@163.com
销售电话：010-67601101（销售部）67603091（总编室）
印 刷 厂：北京建宏印刷有限公司
开本尺寸：710mm×1000mm　1/16
印　　张：9.75
字　　数：100 千字
版　　次：2021 年 8 月第 1 版
印　　次：2021 年 8 月第 1 次印刷
定　　价：42.00 元

序 言

造血干细胞移植自 20 世纪 60 年代进入临床应用后，取得了举世瞩目的成效，挽救了无数经传统治疗方式治疗无效的患者。率先开展这项技术的美国托马斯医生也因此获得诺贝尔奖。中国造血干细胞移植开展相对较晚，但在近 20 年里取得了飞速的发展，2020 年全国已经完成了 13000 余例造血干细胞移植。我国因为独生子女较多，比较难找到同胞全相合的供者，同时也比较难找到无关全相合的供者，为此开展了大量单倍体造血干细胞移植，经过多年的系统优化，取得了可比拟全相合移植的疗效，得到了全世界的认可，比如"北京方案"正在全世界推行。

儿童疾病谱和成人有所不同，而且儿童的治疗目标和成人也有所不同。相对而言，儿童治疗目标更注重长期高质量的存活，而不是采用"姑息治疗"短期延长生命。而造血干细胞移植作为一种可以根治很多传统治疗无效的疾病的医疗方式，对儿童而言更具有积极的意义。

对于儿童，造血干细胞移植最初主要应用于白血病和各种肿瘤以及血液系统疾病的治疗，而后开拓了原发性免疫缺陷病、遗传代谢病、自身免疫性疾病等领域的治疗。为很多以往只能依靠"姑息治疗"来维持短期低质量存活的孩子提供了一个得到根治的机会，不论从孩子的健康还是家庭的经济负担而言，都具有很大的优势，因此也能获得患儿家属的认可。

造血干细胞移植虽然有很好的治疗预期，但风险也同样巨大。就算植入成功，孩子还会面临移植物抗宿主病、感染、脏器功能损伤、生殖内分泌功能损害等多种并发症。因此每位患儿在接受造血干细胞移植前均需要由专业的医务人员进行全面的评估，首先确定移植是否能让孩子获益，然后需要根据孩子的情况，个体化地制定合适的移植方案，来最大化地提高移植的疗效。

造血干细胞移植是一个复杂而且需要漫长随访的过程。移植早期的住院治疗阶段是关键时刻，需要医务人员和陪护的高度配合；植入成功后，孩子更多的时间是在家里服药治疗和调理，这些都要求家长对造血干细胞移植相关知识具有一定的了解。在层流洁净病房内怎样照顾孩子？在家里怎样维持一个好的生活环境？该给予孩子什么样的科学饮食？怎样开展活动和运动？怎样预防接种？什么情况需要立即到医院就诊……诸如此类的问题是家长非常感兴趣同时也是必须了解的。

有鉴于此，湖南省儿童医院造血干细胞移植中心集中医护骨干力量，就大家关注的问题编写了这本《儿童造血干细胞移植百问百答》，用通俗的语言对儿童造血干细胞移植的基础知识进行了诠释，相信对移植孩子的家庭会有很大的帮助。

造血干细胞移植道路艰辛且漫长。孩子、家属和医务人员就是一个团队，在一条船上战斗，需要大家的戮力配合。也祝愿接受了造血干细胞移植的孩子和家庭顺顺利利，幸福安康！

由于水平有限，书中纰漏在所难免，诚望读者批评指正！

张本山

2021 年 6 月 22 日

目录

第二章　造血干细胞移植孩子的衣、食、住、行　31

第三章　造血干细胞移植孩子的日常护理 **53**

第五章 造血干细胞移植常见药物知识 93

第六章 造血干细胞移植出院后的家庭护理 **113**

参考文献 **132**

附 录 **136**

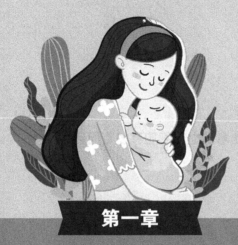

第一章

揭秘神奇的造血干细胞移植

儿童造血干细胞移植百问百答

1. 什么是造血干细胞?

造血干细胞在医学上被誉为"万用细胞""多能干细胞",是治疗恶性血液系统疾病的"超级英雄",它存在于我们每一个人的身体里。人体的造血干细胞主要存留在长骨的骨髓腔和扁平骨的稀松骨质间的网眼内。

干细胞是一类具有极高的自我复制、多向分化潜能的未分化或低

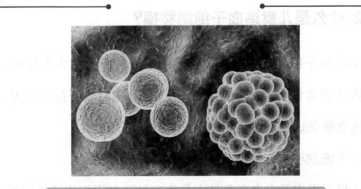

图 1-1 干细胞具有极高的自我复制、多向分化潜能

分化细胞，能定向分化为各种细胞，它向造血系统分化就成为造血干细胞。造血干细胞是造血组织中最原始的细胞，具有强大的可再生功能。通俗地讲，造血干细胞就是一种尚未发育成熟的细胞，是所有血细胞和免疫细胞的起源，它可以定向分化为血液系统中的所有血细胞，包括红细胞、白细胞、血小板等，还可跨系统分化为多种组织细胞。造血干细胞就像一颗种子，它会发芽，然后长出枝干、树枝、树叶，还能开花、结果。

健康的造血干细胞能帮助有血液系统疾病的患者重建造血和免疫功能。

造血干细胞分化成别的细胞后是不是就越来越少了呢？不会的。因为每个造血干细胞在向其他造血子细胞分化、发育的同时，又能产生一个功能、形态完全一样的造血干细胞，从而维持人类造血功能不断地、正常地进行下去。

2. 什么是儿童造血干细胞移植？

儿童造血干细胞移植，是指患病的孩子先接受超大剂量的化疗或放疗，再把正常供者或孩子自身的造血干细胞回输到孩子体内，让孩子重新建立造血功能及免疫功能的一种治疗手段。

造血干细胞移植的分类有很多种：

（1）根据供者是自身还是他人分为自体造血干细胞移植和异体（异

基因）造血干细胞移植，若供者与孩子为同卵双生时又称为同基因异体造血干细胞移植。

（2）根据移植物的类型可分为外周血造血干细胞移植、骨髓造血干细胞移植及脐带血造血干细胞移植。

（3）根据供者与孩子有无血缘关系可分为血缘相关造血干细胞移植、非血缘造血干细胞移植（中华骨髓库供者）。

（4）根据预处理方案的强度可分为清髓造血干细胞移植、非清髓造血干细胞移植。

3. 哪些疾病适合造血干细胞移植？

造血干细胞移植可治疗的疾病种类繁多，目前，造血干细胞移植主要用于治疗血液系统疾病。

造血干细胞移植可治疗的疾病大致分为以下几类：

（1）血液系统疾病：

①恶性血液系统疾病：急性髓系白血病、急性淋巴细胞白血病、慢性粒细胞白血病、骨髓增生异常综合征、多发性骨髓瘤、毛细胞白血病、其他少见类型白血病、非霍奇金淋巴瘤、霍奇金淋巴瘤等。

②非恶性血液系统疾病：重型地中海贫血、重型再生障碍性贫血等。

（2）非血液系统恶性肿瘤：神经母细胞瘤、肺癌、乳腺癌以及其他实体瘤。

（3）先天性遗传及代谢性疾病：先天性免疫缺陷病、先天性造血异常症、先天性骨骼异常、黏多糖贮积症等。

（4）急性放射病：电离辐射照射后造成的造血功能衰竭。

4. 什么是自体造血干细胞移植？

自体造血干细胞移植是指孩子疾病得到控制后，采集孩子自身的造血干细胞于体外冻存，在孩子进行大剂量预处理后再将冻存的造血干细胞回输到孩子身体的一种治疗方法。同时，将孩子出生时冻存的脐带血回输到孩子自身也称为自体造血干细胞移植。

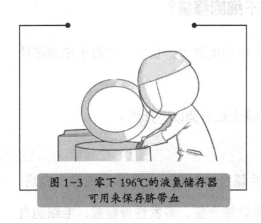

图 1-3 零下 196℃的液氮储存器可用来保存脐带血

自体造血干细胞移植适应于对化疗比较敏感的疾病，如：多发性骨髓瘤、淋巴瘤、部分急性白血病，以及部分对放、化疗敏感的实体肿瘤。自体造血干细胞移植能提高这些疾病的治愈率。

自体造血干细胞移植的造血干细胞来源于自身，因此供者来源不受限制、不会发生排异反应，移植相关并发症少，所以移植的相关死亡率较低，移植后患者生活质量高。但因为缺乏移植物抗肿瘤效应并且移植物中可能混有残留的肿瘤细胞，存在一定的复发风险，所以自体造血干细胞移植目前国内开展得不多。

5. 什么是异基因造血干细胞移植？

异基因造血干细胞，是指来源于同胞兄弟、姊妹和父母以及无血缘关系供者的造血干细胞，简单地说，就是除自己以外的其他人的造血干细胞。异基因造血干细胞移植是指孩子经过超大剂量的化疗后，再将供者正常的造血干细胞回输到孩子体内。

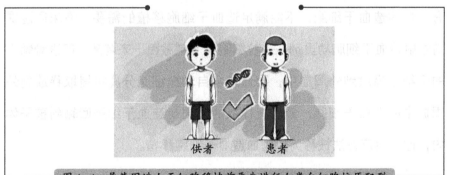

供者　　患者

图 1-4　异基因造血干细胞移植前要先进行人类白细胞抗原配型

异基因造血干细胞移植回输的是异体造血干细胞，无论配型契合度多高，哪怕是同胞间全相合的供者，异体造血干细胞成功植活并重建健康的造血系统和免疫系统后，都有可能把孩子的组织器官当成"异己"组织器官进行攻击，这就是异基因造血干细胞移植最常见的并发症——移植物抗宿主病（GVHD）。

异基因造血干细胞移植的移植物来源于正常供者，没有肿瘤细胞的威胁，且移植物具有抗肿瘤效应，故复发率较自体造血干细胞移植低，患者长期无病、生存率高。它甚至是某些难治性疾病唯一的治愈方法。但这种移植方式的供者来源受限，且移植并发症多，易发生排异反应，移植相关死亡率高。除此之外，孩子需长期使用免疫抑制剂，感染的风险增高。

6. 什么是外周血造血干细胞移植?

造血干细胞一般存在于骨髓腔中，一般情况下，人体外周血中只有少量的造血干细胞，不能满足造血干细胞移植的需要，临床通过提前注射造血干细胞动员剂——粒细胞集落刺激因子来刺激、促进骨髓中的干细胞释放到外周血中，再通过全自动血细胞分离机提取释放到外周血中的造血干细胞，最后将提取的外周血造血干细胞回输到孩子体内，这一治疗方法被称为外周血造血干细胞移植。

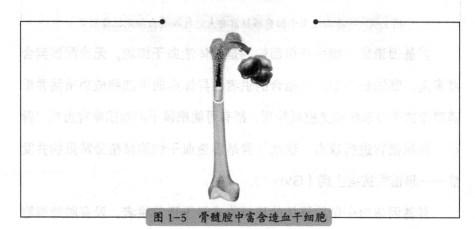

图 1-5　骨髓腔中富含造血干细胞

　　若供者为儿童，因儿童年龄小、体重轻等，单次采集到的外周血造血干细胞可能难以满足移植要求；若供者年龄小于受者年龄，也可能需要多次采集外周血造血干细胞才能满足移植治疗需要。

7. 什么是骨髓移植？

　　骨髓移植是在全麻或局麻下，根据选择的移植方式在孩子自身或供者髂骨多部位行骨髓穿刺抽取骨髓，再根据供、受者血型相合的情况对采集的骨髓进行一系列处理后回输到孩子体内的过程。

　　骨髓采集前供者需要注意休息，保持良好的精神状态，注意饮食均衡，加强营养，避免食用油脂含量过高的食物，以防采集的骨髓脂肪过多而造成骨髓回输困难或发生栓塞等严重并发症。

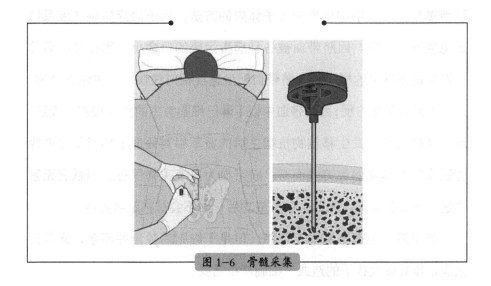

图 1-6　骨髓采集

骨髓采集过程通常是十分安全的，现有报道中，采髓后发生严重并发症的概率很低，且多与麻醉相关，一般能恢复正常，目前无致死、致残报告。但因骨髓采集过程需多部位骨髓穿刺，供者会有一定程度损伤和疼痛，目前，临床会更多地选择采集过程相对安全、简便，痛苦程度明显较低的外周血造血干细胞采集。

8. 什么是脐带血造血干细胞移植？

脐带血中含有丰富的干细胞，现已作为干细胞移植的重要来源之一，特别是无血缘关系的造血干细胞来源。

脐带血是指胎儿娩出，脐带结扎、离断之后，残留在胎盘和脐带中的血液。脐带血移植是将采集后在特定条件下保存的婴儿脐带血输注到接受造血干细胞移植的孩子体内的方法，用于治疗多种血液系统及免疫系统疾病。因脐带血被各种病毒污染的机会小，因此移植后孩子发生病毒感染的概率低；脐带血配型速度相对较快，对供体无危害，来源丰富且采集方便；因脐带血中以 T 淋巴细胞为主的免疫细胞不成熟，所以移植后孩子发生移植物抗宿主病的概率相对较低；相对于非血缘骨髓库血液样本保存方式而言，脐带血为血液实物保存，捐献者无须再进行干细胞采集，因此，配型成功后一般不会被捐献者拒绝。

脐带血中虽有丰富的干细胞，但是干细胞的数量并不多，通常无法满足年龄较大孩子的造血干细胞移植需要。

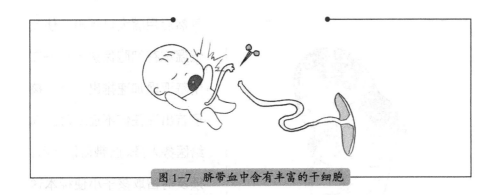

图 1-7 脐带血中含有丰富的干细胞

 9. 孩子该如何配合脐带血输注?

脐带血是除骨髓、外周血干细胞外第三种造血干细胞来源,近年来,脐带血干细胞移植的疗效逐年提高,各移植中心运用脐带血造血干细胞移植治疗恶性血液系统疾病取得了显著效果。

儿童患者具有年龄小、配合度低、循环系统的储备能力弱等特点,在接受脐带血输注过程中易发生相关不良反应,因此,在孩子进行脐带血输注前做好充分的准备工作,让孩子最大限度地配合脐带血输注,可减少不良并发症的发生。

在脐带血输注前,充分了解孩子的心理变化,对能进行有效沟通的孩子做好脐带血输注的解释工作,争取让孩子主动配合;对年龄较小、无法进行有效沟通的孩子,家属须安抚好孩子,避免其剧烈哭闹;输注前孩子需配合使用抗过敏药物。脐带血输注时,孩子应配合进行心电监测、血氧饱和度监测及血压监测,按要求测量体温,用鼻深吸

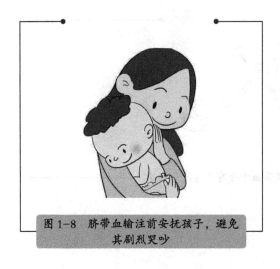

图 1-8　脐带血输注前安抚孩子，避免其剧烈哭吵

气然后用嘴大口呼出，使超低温冻存细胞保护剂——二甲基亚砜加速排出体外，孩子若出现任何不适及时反馈给医务人员。脐带血输注后，须及时留取孩子小便标本送检，观察孩子小便颜色，若超过 24 小时小便颜色仍为红色须及时处理。密切观察输注后是否出现不良反应，及时、准确处理相关并发症是保证脐带血输注孩子安全的重要措施。

 10. 何时进行造血干细胞移植最好？

不同的疾病进行造血干细胞移植的最佳时间并不一样，是因为不同疾病选择移植时间的原则不一样，根据不同疾病的特点，为孩子选择好最佳的移植时间，可以提高移植的成功率，提高孩子移植后的生活质量，降低疾病的复发风险。

非恶性血液系统疾病，如：重型再生障碍性贫血、地中海贫血，这类疾病应该尽快、尽早进行造血干细胞移植，因为患这类疾病的孩子需要长期靠输血来维持生命，输血次数越多，造血干细胞移植后发生排异反应的概率就会越大，发生排异反应的程度也可能会越严重。

血液系统恶性肿瘤，如：各类白血病、淋巴瘤等，这类恶性肿瘤疾病选择移植的时间并不是越早越好，该类疾病移植前须进行充分的化疗，最好临床症状完全缓解，在孩子身体情况稍好时进行造血干细胞移植，因为，孩子体内残留的肿瘤细胞越少，造血干细胞移植后复发的概率就会越小。

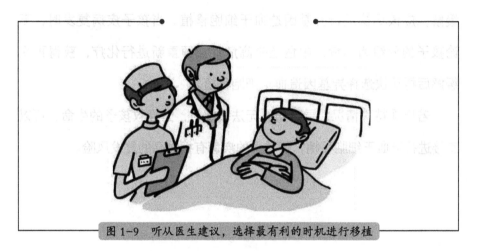

图 1-9 听从医生建议，选择最有利的时机进行移植

同一疾病的不同阶段适宜进行移植的时机也会不同，如果确定需要进行造血干细胞移植，就应听从医生的建议，选择对孩子最有利的时机进行移植。

 ## 11. 急性髓系白血病何时进行造血干细胞移植最佳?

根据孩子的检验结果、临床症状以及复发的风险，急性髓系白血病的孩子一般会分为标危组、中危组及高危组。急性髓系白血病通过化疗手段治愈的难度较大，而造血干细胞移植可有效提高孩子的生存率，特别是能给高危组的孩子带来治愈的希望。

首次治疗时标危组的孩子选择化疗；中危组的孩子会根据他们自身对化疗的敏感程度来决定是否需要进行造血干细胞移植，若需移植，则最佳的移植时机为三个疗程后的缓解期；高危组的孩子，一旦化疗缓解，应该尽快进行异基因造血干细胞移植。当孩子疾病复发时，无论孩子的分组为标危、中危还是高危，都须重新进行化疗，获得再次缓解后再尽快选择异基因造血干细胞移植。

若出现特殊情况，导致始终无法缓解时，为挽救孩子的生命，可以直接进行造血干细胞移植，但孩子的疾病有相对高的复发风险。

12. 什么是儿童造血干细胞移植前预处理？

儿童造血干细胞移植前还需要做造血干细胞移植前预处理，预处理是指进行造血干细胞移植前的孩子需要接受一个疗程大剂量化疗或全身放疗。因骨髓遍布全身，无法通过外科方式去除异常骨髓，所以，在进行造血干细胞移植前需通过大剂量的放、化疗来摧毁原有骨髓功能，才能使植入的正常造血干细胞能够在骨髓中重新生长，重新建立造血及免疫系统功能。

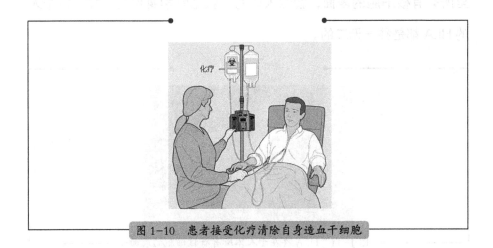

图 1-10　患者接受化疗清除自身造血干细胞

移植前预处理的目的主要是：

（1）清除体内残留的恶性细胞或骨髓中的异常细胞。

（2）抑制或摧毁体内原有免疫功能，减少对植入造血干细胞的排异反应。

（3）清空体内原有骨髓细胞占据的位置，为植入的造血干细胞生长提供"空间"。

 ## 13. 为什么要进行人类白细胞抗原（HLA）配型?

当孩子需要进行造血干细胞移植时，首先会被要求进行人类白细胞抗原（human leukocyte antigen，HLA）配型，在了解为什么要进行 HLA 配型之前，我们需先弄清楚什么是 HLA。HLA 存在于人类身体里所有有核细胞的表面，就像人体的一张生物学身份证一样，每个人的 HLA 都是独一无二的。

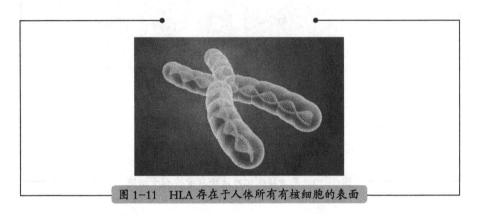

图 1-11　HLA 存在于人体所有有核细胞的表面

HLA 由父母遗传，能辨别"自己"和"异己"，并通过人体的免疫反应去排除"异己"，来保持个体完整性。在造血干细胞移植中，供者和孩子的 HLA 相合度越高，排异反应就会越少，移植物在孩子体内植入的成功率就越高，所以，移植前要求供者和孩子进行 HLA 配型，力求找到 HLA 配型全相合的供者，以减少移植过程中发生严重并发症的概率，提高移植的成功率。

14. 如何选择合适的供者?

造血干细胞移植要尽量选择 HLA 配型相合的供者，配型若十个等位基因相合，称为全相合的供者，若五个到九个等位基因相合，称为半相合供者或单倍体供者。最合适的供者一般为 HLA 全相合的同胞或无关供者，但我国一半以上的儿童找不到全相合供者，此时不全相合的供者也可以选择。

造血干细胞移植最理想的供者为同卵双胞胎，因为他们拥有完全相同的遗传基因，移植后的排异反应小，移植效果佳。其次，可优先选择同胞兄弟姊妹进行 HLA 配型，因为他们中出现 HLA 配型全相合的概率约为 25%，若同胞兄弟姊妹中没有找到 HLA 配型相合的供者，可扩大范围，在其他血缘性兄弟姊妹中寻找合适的供者。

若血缘性兄弟姊妹中无法找到合适的供者，可与其父母或者是其二代以内的其他亲属进行 HLA 配型，父母及亲属没有配型成功，还可以在中国造血干细胞捐献者资料库（以下简称中华骨髓库）中寻找适合的无关供者，若中华骨髓库中仍然没有找到适合的供者，可以到脐带血库中寻找 HLA 配型相合的脐带血进行移植。

供者选定以后，要求供者须身体健康，无脏器功能损伤，无活动性感染，无精神类疾病，且年龄在 18 ～ 45 岁以下，这既能保证供者的身体和生命安全，又能保证干细胞的质量。

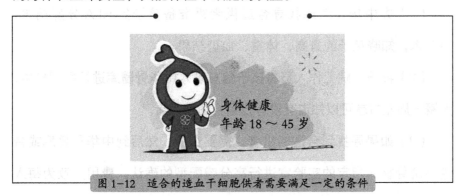

身体健康
年龄 18 ～ 45 岁

图 1-12 适合的造血干细胞供者需要满足一定的条件

15. 怎样与中华骨髓库联系申请配型？

在孩子需要进行造血干细胞移植，而近亲中没有合适的供者时，需要联系中华骨髓库申请配型。如果中华骨髓库找不到合适的供者，还可以通过中华骨髓库去联系中国台湾骨髓库和国外的骨髓库。首先移植医院的工作人员会与孩子家属进行谈话，签订"骨髓库寻找供者同意书"。相关流程及注意事项大致如下：

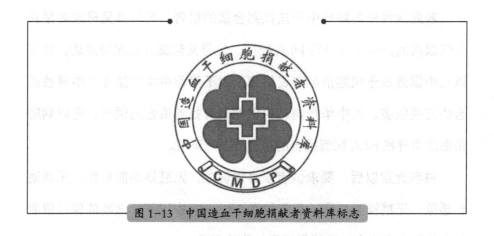

图 1-13　中国造血干细胞捐献者资料库标志

（1）去中华骨髓库找寻合适供者需准备孩子的 HLA 分型结果、户口本，知晓孩子的身高、体重、血型结果。

（2）移植医院工作人员将孩子信息录入中华骨髓库进行配型检索，大概一周左右就可以知道有没有找到合适的供者。

（3）如果寻找到合适的供者，需要交费，然后到中华骨髓库或台湾慈济骨髓库指定的实验室进行高分辨配型的确认，费用大致为每人几千元，台湾慈济骨髓库费用略高些。

（4）配型确认成功后，供者将进行体检，预交体检费用（台湾慈济骨髓库略高些），一般会采取多退少补的原则，体检结果3个月内有效，若3个月内没有进行造血干细胞移植，则供者需要重新体检。

（5）供者体检合格后，则需要预交采集干细胞费用给采集医院（台湾慈济骨髓库略高些），若费用有结余，可以退结余费用。

（6）个别情况下，如供者临时悔捐，则已经产生的费用均不退还。特别是在孩子已经开始预处理后供者悔捐，则孩子会有生命危险，此种情况下只能选择输注先前保存的自体干细胞或临时使用父母的干细胞，选择自体干细胞输注，就算移植成功，也只能回到原来的疾病状态；使用父母的干细胞做单倍体移植，风险也会比较高。

（7）若孩子病情变化或孩子因其他原因不能在供者体检后3个月内进行移植，已产生的费用骨髓库是不予退还的，申请延后移植也需要再次交体检等费用。

16. 如何成为一名造血干细胞捐献者？

若您愿意成为一名造血干细胞捐献者，请接受我们深深的敬意！

作为一名造血干细胞捐献者，您的年龄应在18～45岁，身体健康，符合无偿献血条件。符合以上条件您可以前往当地献血站提出申请，然后需要您配合完成以下中华骨髓库规定的流程：

（1）申请加入：申请成为造血干细胞志愿捐献者，签署"志愿捐献造血干细胞申请书"，留取8 mL血样检测HLA分型。

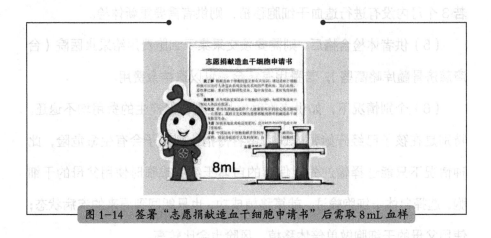

图1-14　签署"志愿捐献造血干细胞申请书"后需取8 mL血样

（2）审核：填表后一个月左右工作人员会向您致电，了解您对造血干细胞捐献相关知识的知晓程度，捐献意愿是否改变，同时补充志愿捐献者登记表中所缺失的资料。

（3）分型：将您留取的血样送往中华骨髓库HLA分型实验室进行检测，将检出的HLA分型数据及您的个人资料储存在中华骨髓库，供患者配型检索。

（4）动员：当有患者与您的HLA分型初步配型相合时，工作人员会调取您的资料，通过您在填表时留下的联系方式联络您，并了解您的捐献意愿是否改变。

（5）采集高分辨血样：当患者需要进行造血干细胞移植，工作人员会再次联络您，请您签署"采集高分辨血样同意书"，并从静脉抽取您20 mL血样与患者的血样同时送到中华骨髓库高分检测实验室做

HLA 高分检测。

（6）体检：高分辨结果相合后，工作人员及专业医生会向您详细介绍捐献过程，并请您签署一份"捐献造血干细胞同意书"，然后安排您做健康体检。

（7）采集：体检结果合格，符合捐献造血干细胞的要求，将通过血细胞分离机采集外周血造血干细胞。

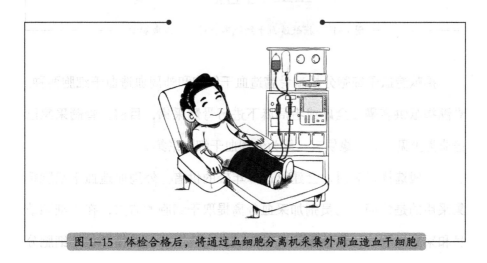

图 1-15 体检合格后，将通过血细胞分离机采集外周血造血干细胞

 17. 捐赠造血干细胞对供者身体是否有影响？

相对于献血，人们对捐献造血干细胞了解甚少，很多人疑惑捐献造血干细胞对自己的身体是否会造成影响，答案是：不会。

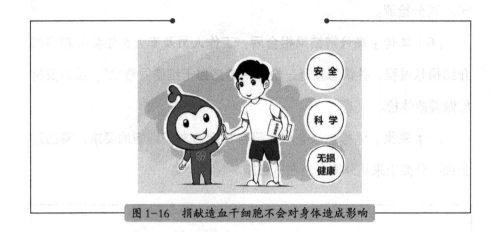

图 1-16　捐献造血干细胞不会对身体造成影响

　　捐献造血干细胞分捐献骨髓造血干细胞和外周血造血干细胞两种。骨髓捐献供者需在全麻或者局麻下进行骨髓采集，目前，骨髓采集已经非常少见，非血缘供者一般为外周血干细胞采集。

　　一般选择供者时，会建议选择年轻的供者。外周血造血干细胞采集采用的是外周血动员剂加采血分离提取干细胞的方法，在干细胞动员和采集过程中，通过静脉采血使供者血液进入机器循环将干细胞分离出来，同时，供者的其他血液成分再回输至供者体内，采集的干细胞量大约在 100～200 mL 左右，因采集干细胞的量并不大，所以对供者来说影响非常小，唯一的创伤为采血部位可能形成血管瘢痕。

　　捐献之后，供者在短时间内可能会出现疲劳、免疫力下降，休息一段时间则会慢慢好转，在捐献造血干细胞 1～2 周内供者血象会逐步恢复到原来的水平。目前，世界卫生组织对应用粒细胞集落刺激因子动员的正常外周血供者随访十年以上，未见不良预后。

18. 供者为什么要打动员针?

造血干细胞比较"宅",基本不出骨髓这个"巢",所以人们外周血中造血干细胞的含量极低,因此,供者打动员针是为了促进造血干细胞的增长并让骨髓中的造血干细胞释放到外周血中,医学上称这一过程为"动员",使用的"集落刺激因子"称为"动员针"。

移植前,供者需要皮下注射 4～6 天的集落刺激因子,待造血干细胞增殖已满足需要并按计划释放到外周血后,医生再通过血细胞分离机从供者外周血中采集干细胞移植所需要的足量的造血干细胞。

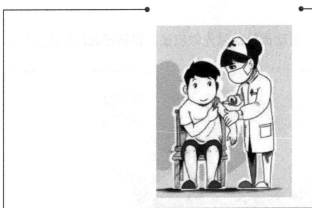

图 1-17　移植前,供者需打动员针

同样,因为造血干细胞很"宅"这一特点,孩子在输入供者造血干细胞后,这些造血干细胞会"归巢"到骨髓腔中。

19. 打动员针后会出现什么反应?

供者动员针一般需要每 12 小时皮下注射一次,一般在注射后 4 ～ 6 小时即可见白细胞增多,但外周血中的造血干细胞只有在注射 3 天后才持续增加,在集落刺激因子使用 4 ～ 6 天达到峰值,其后即使继续使用,外周血中造血干细胞数量也会逐渐下降,所以,外周血干细胞的采集时间一般会选择在"动员"后 4 ～ 6 天。多数供者一次就能采集到足量的造血干细胞,少数供者需要次日再采集一次。为了避免血中白细胞过高可能引起的副作用,在白细胞 > 70×10^9/L 时,医生会减少动员针的剂量。

过敏体质者接受注射动员针前须先做皮试,预防过敏反应的发生。

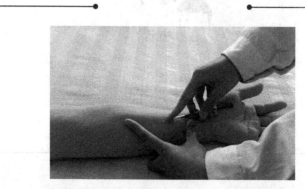

图 1-18　过敏体质者接受动员针前须先做皮试

供者打动员针后可能会出现短期不良反应,比如鼻塞、流涕、无力、骨头疼、关节疼、头发热等症状,一般不需要特殊治疗,停药后症状会逐渐减轻至消失。

20. 动员针对捐献者的健康有影响吗?

动员针会对人体有不利的影响吗?这是大多数捐献者们担心的问题。

动员针的主要成分是粒细胞集落刺激因子。这个名字很长也十分不好理解,但不用担心,人体内本来就有一些粒细胞集落刺激因子,它们对维持正常的造血功能有着重要意义。

捐献者打动员针后,可能存在短期的不良反应,包括低热、乏力、肌肉酸痛等,一般不需要特殊治疗,停药后就会自行缓解。

对于粒细胞集落刺激因子的研究一直在持续进行,相关研究提出使用粒细胞集落刺激因子与用药后肿瘤的发生可能存在关联,但是,至今为止,无论是人体实验还是长期随访,都没有发现粒细胞集落刺激因子导致肿瘤的案例。

21. 供者需要进行哪些常规检查?

HLA 配型相合后,部分供者还需要做与受者相关的基因检测。若这两项都符合要求,且供者及其亲属均同意捐赠,就可以进行下列移植前的常规检查。

抽血检验类项目：血常规、网织红细胞、血型鉴定、凝血全套、肝炎全套、输血四项、肝肾功能、电解质、血糖、巨细胞病毒及风疹病毒的 IgM 抗体、巨细胞病毒及风疹病毒的 IgG 抗体、癌胚抗原、甲胎蛋白、全血 CMV-DNA 荧光定量检测、全血与血浆 EBV-DNA 荧光定量检测、EB 病毒抗体定量四项等。

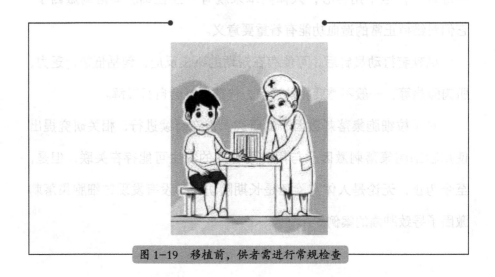

图 1-19　移植前，供者需进行常规检查

检查类项目：骨髓穿刺做骨髓细胞学检查、胸片、腹部 B 超等。其中需要注意的是：骨髓穿刺术需要在凝血全套正常的情况下才能进行。

只有进行全面的检查检验，才能更好地保护供者和孩子的安全。

22. 造血干细胞移植后血型会改变吗？

一个人的血型是与生俱来、终身不变的，但是，在极少的特定情况下，血型也是可以发生改变的，其中的一个特殊情况就是——造血干细胞移植后的血型改变。

当孩子的造血功能受损，无法正常造血时，说明其造血干细胞已经出现了问题，我们可以通过造血干细胞移植来重建孩子的造血系统。于是，接受造血干细胞移植后，孩子自身的造血干细胞功能会逐渐退化，最后完全丧失造血功能，孩子自身原有的红细胞也会不断衰亡，由通过移植方式进入孩子体内的新的造血干细胞发挥造血功能，于是孩子的血型就会慢慢变为供者的血型。

 23. 移植后血型的改变是长久的吗？

当孩子进行造血干细胞移植时，其移植物的来源为不同血型的造血干细胞，且植入的造血干细胞在孩子体内成功植活后，孩子的血型则会发生改变，变为供者的血型，那么，这种血型的变化是长久的吗？

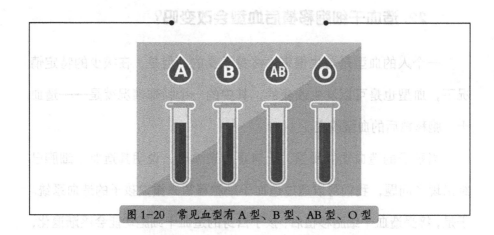

图1-20 常见血型有A型、B型、AB型、O型

当移植进入孩子体内的供者的造血干细胞成功植活，且完全替代或大部分替代孩子自身的造血功能后，孩子血型的改变则为长期的，甚至会是永久的。

如果移植进入孩子体内的供者的造血干细胞只是短时间、小部分替代或者完全代替后发生严重的排异反应，孩子自身的造血功能又逐渐得到恢复，并在造血中占主导地位时，孩子的血型则会恢复成原有的血型，那这种血型的改变就只是短期的改变。

 ## 24. 造血干细胞移植会影响孩子的生育能力吗?

造血干细胞移植对孩子今后的生育会造成一定的影响，而产生影响的严重程度跟孩子的疾病类型、性别、年龄、造血干细胞移植的预处理方案及移植后并发症的严重程度息息相关，其中孩子的预处理方案和年龄是影响生育能力的重要因素。

患恶性血液肿瘤类疾病的孩子进行造血干细胞移植时，一般都采用清髓性预处理。该方案采用大剂量的化疗、放疗，清髓强度大，对孩子以后的性腺发育影响非常大。骨髓衰竭性疾病、噬血细胞综合征等疾病通常采取减低毒性预处理，对生育能力的影响相对较小。如果孩子的预处理方案中含有白消安、大剂量环磷酰胺以及全身的放疗，孩子移植以后出现了严重的排异反应，会对其今后的生育能力造成较大的影响。

有研究显示，造血干细胞移植对青春期以前的女孩来说，是有机会保留生育能力的，造血干细胞移植时孩子的年龄每增加 1 岁，对生育能力的影响就会越大。

25. 造血干细胞移植需要住院多长时间？

造血干细胞移植过程可大体分成 4 个阶段：

（1）移植前的准备阶段，这段时间主要是孩子及供者进行体检、完善相关检查、使用移植前准备药物等相关事项，大部分在门诊即可完成，无须住院。

（2）在层流洁净病房内接受移植前预处理及造血干细胞回输、造血功能重新建立的阶段。在移植物成功植活的前提下，全相合造血干细胞移植的孩子从进入层流洁净病房到出层流洁净病房需要30天左右，单倍体造血干细胞移植的住院时间相比全相合造血干细胞移植要稍长一些。

（3）移植相关并发症的预防和治疗阶段。移植相关并发症大多发生在孩子转出层流洁净病房后，具体住院时间的长短取决于患者的病情以及移植后是否发生严重感染、出血性膀胱炎、移植物抗宿主病以及疾病复发等移植相关并发症，造血干细胞移植后出现并发症越多，住院时间就越长。

（4）出院后在门诊后续治疗和随访阶段。本阶段主要是移植后的居家护理调养。

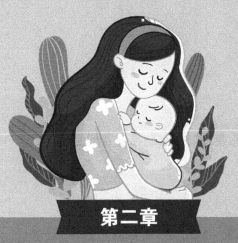

第二章

造血干细胞移植孩子的衣、食、住、行

儿童造血干细胞移植百问百答

2.

根据孩

密闭洁净病

严格的无菌

境无菌，

 1. 什么是层流洁净病房?

层流洁净病房是因孩子移植需要而实施全环境保护的密闭病房，通过初、中、高三级过滤器对病房内的空气进行过滤净化，将病房内的微生物含量控制在合理的范围之内，形成一个相对无菌的环境，同时对空气中的尘埃、温湿度、噪音进行控制。

因层流洁净病房的特殊性，病房内人员应控制在最少人数，无关人员及物品不得进入。层流洁净技术只能对进入病房的空气进行净化处理，对病房内的物品表面或其他污染源没有处理能力，因此，进入层流洁净病房的所有物品都须经过消毒灭菌处理，进入该区域的工作人员也有严格规定，须更换无菌衣、帽、袜，严格执行消毒隔离措施后方可进入，所以层流洁净病房也称为无菌层流病房。

2. 行造血干细胞移植为何须入住层流洁净病房？

层流洁净病房是指采取一定空气洁净措施而达到一定细菌浓度和空气洁净度级别的病房，入住到这种与外界相对隔离的环境中，可以避免诸多因素造成的感染，是防止骨髓抑制期孩子发生继发感染最有效的措施。

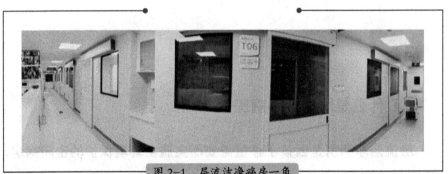

图 2-1　层流洁净病房一角

接受造血干细胞移植的孩子，在预处理阶段经历了全身大剂量的化疗，化疗药物是免疫抑制剂，药物几乎彻底摧毁造血功能和免疫防御系统，导致孩子没有抗御感染的能力，此时可能发生各种病原菌感染，一旦感染，可能非常严重，也是造血干细胞移植死亡的主要原因之一。感染不仅增加孩子的痛苦，延长住院时间，还增加了孩子家庭的经济负担和思想压力，对孩子的生命也会造成更大的威胁。

所以接受移植的孩子一般从预处理开始，直到供者造血干细胞在受者体内植入前都须住在百级无菌层流洁净病房中。层流洁净病房通过初、中、高三级过滤器，可以清除空气中 99.9% 以上直径大于 0.3μm

的尘粒和细菌，从而形成高度净化的空气，保持室内无菌的状态，有效避免空气中的微生物可能造成孩子感染的问题，让孩子在免疫功能极度低下及粒细胞极度缺乏时，处在高度净化的环境中，将孩子的感染发生率降至最低，减少移植相关并发症的发生，利用无菌的全环境提高移植成功率。

3. 什么情况下可以转出层流洁净病房?

进行造血干细胞移植的孩子入住层流洁净病房，是为了让孩子在粒细胞极度缺乏导致免疫功能极度低下时，处于空气被高度净化的环境中，利用无菌的全环境保护提高孩子移植成功率，降低感染发生率，减少移植相关并发症的发生。

造血干细胞移植成功并在孩子体内植活后，孩子的血细胞会慢慢生长，待他们的白细胞、红细胞、血小板逐渐恢复至正常水平，且中性粒细胞计数在 0.5×10^9/L 并持续时间超过 3 天以上处于稳定状态时，则可考虑让孩子转出层流洁净病房，我们一般称之为"出仓"。临床上孩子顺利出仓代表着中性粒细胞成功植活，此时供者的造血干细胞已经成功植入并发挥造血功能，造血干细胞移植取得了最基本的胜利。

4. 层流洁净病房可以陪护吗?

层流洁净病房是可以陪护的,儿童因年龄小、自理能力差、易产生分离性焦虑,又因层流洁净病房都是单间,环境封闭、移植治疗时间长、治疗副作用大等因素,儿童医院常选择孩子家属进行陪护,可以避免孩子因长时间与亲人分离而产生孤独、焦虑、烦躁等不良情绪。同时,孩子因情感需要,希望被亲人照顾,家属作为陪护可以协助医护人员连续、密切地观察孩子的病情变化和情绪变化,让年龄小、生活尚不能自理的孩子得到高质量的生活照料,对孩子的心理及身体的康复有促进作用。

虽说儿童造血干细胞移植常选择孩子家属进行陪护,但对陪护者的选择是有严格规定的,陪护者须体质好,身体健康,没有传染性疾病,体力、精力比较充沛,接受能力强,能与医护人员进行有效沟通。在进入层流洁净病房前陪护者须接受一系列培训,以满足层流洁净病房内对孩子全面保护的要求。

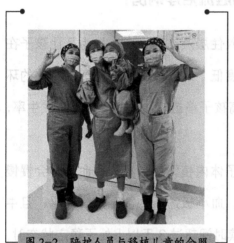

图 2-2　陪护人员与移植儿童的合照

5. 进入层流洁净病房前需准备哪些生活用品？

造血干细胞移植的孩子需在层流洁净病房内治疗 1～1.5 个月，若选择孩子家属进行陪护时，入住层流洁净病房前需准备好孩子及陪护人员在病房内所需的各种生活用品，以便工作人员及时进行消毒灭菌处理。

孩子的生活物品主要包括衣物、生活用物及根据孩子个体特征所需的特殊物品，如：婴幼儿需选择大小合适的纸尿裤，青春期的女孩需准备卫生巾等。

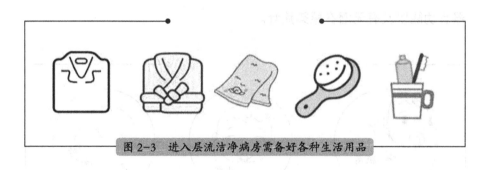

图 2-3　进入层流洁净病房需备好各种生活用品

孩子需准备纯棉材质的衣物，包括帽子、衣裤、背心、棉袜、内裤、隔汗巾、毛巾、浴巾等。衣物买回后家长需将衣物标签剪掉，防止标签擦伤孩子皮肤。陪护人员则需准备生活所需的纯棉衣裤、袜、内衣、内裤、毛巾等物品，女性陪护人员选择内衣时最好选择无钢圈内衣。

移植期间需准备的生活用物一般为餐具、纸巾、棉柔巾、水杯、便盆、保鲜袋等，孩子日常生活、护理必需品，各医院对物品准备的要求略有不同，所有物品材质须满足消毒灭菌要求，餐具、杯、盆等用物须结构简单、表面光滑，便于消毒灭菌处理。

 ## 6. 造血干细胞移植前孩子需做哪些准备?

造血干细胞移植已成为治疗恶性血液系统疾病及某些实体瘤的有效途径，造血干细胞移植前，孩子需要进行一系列的准备以满足移植需要。

移植前，孩子需要进行全面的检查来了解疾病缓解状态、各重要器官功能以及有无潜在感染病灶。

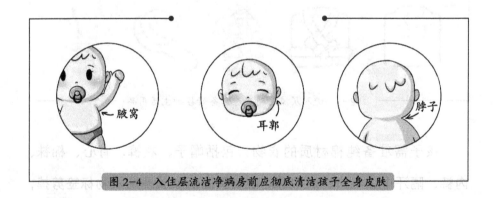

图 2-4　入住层流洁净病房前应彻底清洁孩子全身皮肤

孩子入住层流洁净病房前需进行皮肤与肠道准备，首先，孩子需要剃头发，最好剃光头，修剪手指甲、脚指甲，可用磨甲板将修剪后的指（趾）甲磨圆润，避免指（趾）甲割伤皮肤，取下孩子佩戴的首饰、配件，彻底清洁孩子全身皮肤，特别是皮肤褶皱处，如耳郭、腋窝、脐部、腹股沟、肛周、颈部等。其次，孩子在医生指导下须口服肠道抗菌药物，杀灭消化道有害菌群，保障孩子安全。

因治疗需要，在取得家长知情同意后，医院会根据孩子血管条件选择合适的中心静脉导管置入，孩子需配合医护人员完成中心静脉导管的置入。

7. 层流洁净病房内适宜的温度、湿度是多少？

层流洁净病房利用空气洁净技术不仅能控制空气的洁净度，还可以控制进入洁净病房的空气的温度、湿度，为孩子提供适宜、舒适的治疗环境。

一般层流洁净病房内的温度、湿度是可以单个病房独立调控的，工作人员会根据季节变化、孩子年龄大小为孩子调节适宜的病房温度、湿度。一般情况下，病房最适宜的温度为 22 ℃～ 26 ℃，相对湿度为 40％ ～ 60%。

当病房内温度过高时，不利于散热，孩子会感到烦躁，呼吸、消化功能都会受到影响。当温度过低时，冷刺激会使孩子的肌肉紧张，而且容易受凉感冒。

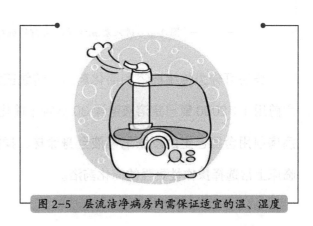

图 2-5　层流洁净病房内需保证适宜的温、湿度

当病房内湿度过低时，空气干燥，水分大量蒸发，孩子会有口干舌燥、咽痛等不舒适感，从而影响他们的恢复。而湿度过高容易滋生细菌，同时蒸发减弱，出汗受到抑制，孩子会感到闷热。

 8. 什么是药浴？

孩子进入层流洁净病房前，须用药浴液进行皮肤清洗消毒沐浴，也称之为药浴。

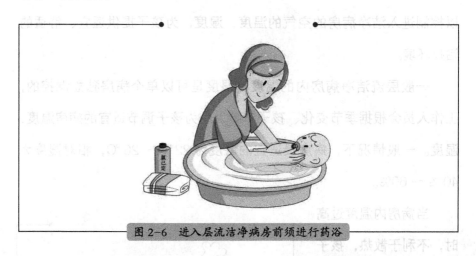

图 2-6　进入层流洁净病房前须进行药浴

药浴可分为传统药浴和简化药浴，传统药浴是指进入层流洁净病房前用 1：2000 氯己定溶液泡澡 30 分钟；简化药浴是指进入层流洁净病房前用含氯己定的皮肤消毒液全身涂抹、揉搓消毒后温水淋浴。现临床上常选择操作性更强的简化药浴。

9. 孩子进入层流洁净病房前为什么要药浴?

造血干细胞移植治疗过程非常复杂,要面临许多挑战及移植并发症的威胁,而感染是造血干细胞移植最常见、最严重的并发症之一。层流洁净病房基本达到无菌,能够最大限度地减少外源性感染。

皮肤是人体与外界接触面积最大的部位,易受环境污染,故皮肤表面的菌群种类繁多,与生活环境密切相关。常见的皮肤菌群种类有:葡萄球菌、链球菌、绿脓杆菌、白色念珠菌等。移植前大剂量的化疗使孩子处于急性粒细胞缺乏状态,丧失自身免疫力,这时,孩子极易发生感染,严重者可导致移植失败。孩子在进入层流洁净病房前进行药浴能最大程度减少皮肤表面携带菌,降低感染发生率,提高造血干细胞移植的成功率。

总之,药浴避免了皮肤完整性受损所引起的感染,可清除各种微生物,达到全身无菌状态并保持长效抑菌效果,为造血干细胞移植成功提供可靠保证。

10. 药浴时要注意什么?

孩子进入层流洁净病房前需要进行药浴前准备,药浴前一天,孩子需剃光头发,修剪指(趾)甲,洗澡后保持孩子身体清洁、干燥。

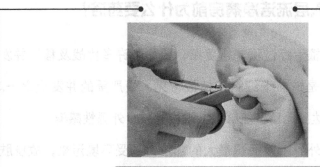

图 2-7　药浴前一天应修剪指（趾）甲

药浴前，药浴室会调节至适宜温度便于孩子进行充分药浴，避免着凉、感冒。

药浴时须重点注意易藏匿细菌的、人体皮肤褶皱处部位的清洗，如耳郭、腋窝、脐部、腹股沟、肛周、颈部等，这些部位需重点、反复擦洗，以达到皮肤消毒的最佳效果。

 11. 移植孩子的饮食要注意什么？

层流洁净病房内的孩子饮食要遵循新鲜、卫生、自煮、无菌这四点原则，简单来说就是家属应选取新鲜的食材，清水浸泡 30 分钟后充分清洗干净，将食物做好后再放入电压力锅内蒸 30 分钟或微波炉处理 6～8 分钟达到灭菌效果。

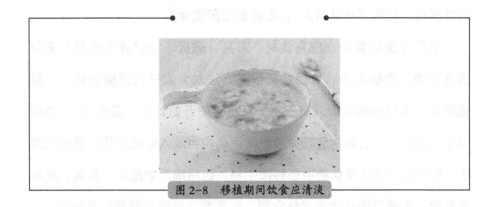

图 2-8 移植期间饮食应清淡

移植期间，孩子食物应清淡，可选取粥、软饭、新鲜馒头、软面条、新鲜蔬菜、切碎制成软烂的嫩肉，以及鸡和鱼等易消化、富含蛋白和维生素的食物进行合理搭配。除此之外，孩子可食用煮沸消毒后的纯牛奶、未开封的配方奶、鸡蛋等高蛋白食物补充营养。应避免食用酸、冷、辣等刺激性食物，不能食用腌制食物、未烹煮的生冷食物，如：腊肉、火腿、螃蟹、海鱼及未烹煮的水果和蔬菜等。

孩子若食欲受影响，应采取少量多餐的原则进餐，同种菜品可以做不同的样式，并注意颜色搭配，在视觉上达到增加孩子食欲的效果，孩子在化疗期间出现消化道症状应根据医生嘱托调整饮食或予以禁食。

 12. 什么是无菌饮食?

无菌饮食是指经灭菌方法处理后不含任何微生物的食物。进行造血干细胞移植的孩子机体的免疫能力极低，容易发生感染，为防止食源性感染，避免"病从口入"，应进食无菌饮食。

制作无菌饮食前，应将食材、刀具、砧板、锅铲等烹煮用具充分清洗干净。食物煮熟后可以选择以下方法对食物进行灭菌处理。一是连同盖子将陶瓷餐具放入高压锅，从水沸腾开始计时，蒸煮30分钟即可；二是将做熟的食物装在微波炉专用碗内再放入微波炉用中高火加热6～8分钟，以杀灭食物中各种微生物，包括细菌繁殖体、真菌、病毒和芽孢。灭菌后的食物应尽快食用，在常温下放置不得超过2小时。

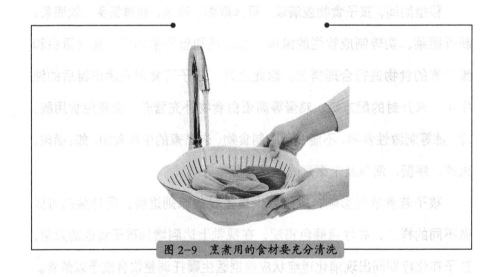

图 2-9　烹煮用的食材要充分清洗

制作食物时应注意色香味形，以促进孩子食欲。使用微波炉进行灭菌时，不能选择金属器皿；用微波炉或高压锅灭菌时，盛装食物的容器不能用密闭盖封口，防止内外温差过大而引起容器的破裂；微波炉和高压锅应经常清洗、消毒。

13. 做无菌饮食时如何选择合适的餐具？

进行造血干细胞移植的孩子在移植期间要求进食无菌饮食，因高强度、大剂量的预处理方案及造血干细胞移植后的相关并发症会造成孩子胃肠黏膜损伤，且这段时间孩子白细胞会急剧下降，免疫力极低，而无菌饮食能有效减少细菌、真菌、多种致病菌通过胃肠道引发的感染。

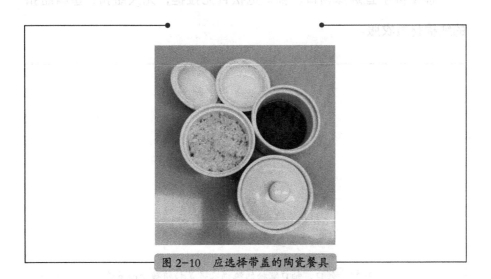

图 2-10 应选择带盖的陶瓷餐具

无菌饮食的制作需要经过高温蒸煮或微波炉深度加热，所以金属餐具不合适，玻璃餐具经受即热骤冷时容易炸裂，而有一定耐热、耐碱、耐盐作用的陶瓷餐具成为最佳选项，它具有化学性质稳定、传热慢、经久耐用的特点，同时陶瓷餐具表面光滑、易于清洗。选择陶瓷餐具时应选择带盖餐具，可以减少食物在传送过程中与外界接触，延缓食物冷却时间，还能最大限度地保持食物的原色原味。选择餐具时尽量不选择内壁有图案的瓷具，内壁的图案在使用中可能会掉釉而与食物混合，对孩子的身体健康会造成一定影响。

14. 移植孩子怎样选择合适的衣服?

移植孩子宜选择领口、袖口宽松且无拉链，无大纽扣、塑料纽扣的纯棉材质衣服。

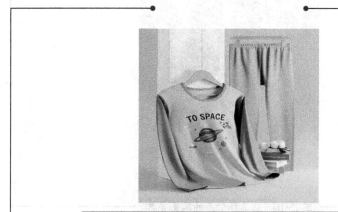

图 2-11　领口、袖口宽松的纯棉衣服是移植孩子的首选

移植孩子因身体虚弱、发热等原因出汗较多，而棉纤维具有较好的吸湿性，可向周围吸收水分，使孩子感到衣服柔软而不僵硬、不黏腻，增加孩子的舒适感。同时，棉纤维是热和电的不良导体，又具有多孔性、弹性高等特性，使纯棉的衣服具有良好的保温性，穿着纯棉衣服可使孩子感觉到温暖。

移植孩子预处理期间，大剂量化疗药物的输注使孩子的皮肤异常脆弱，移植后全身多发皮疹也是常见的并发症之一，纯棉衣服与孩子肌肤接触无任何刺激及副作用，特别适合移植孩子脆弱的肤质。除此之外，我们还要选择无拉链、无大纽扣的衣服，避免这些硬物对孩子皮肤造成损伤。

移植期间，孩子所有的衣物都须进行高温灭菌处理，应选择不带任何塑料纽扣等附件的纯棉衣服，因塑料附件遇高温就会融化，无法进行高温灭菌处理，而纯棉衣服耐热性良好，在高温下只会引起织物上水分的蒸发，不会损伤纤维，在高温灭菌下也不易损坏。

在满足以上需求后，孩子的衣服还需剪去标签及线头，防止划伤和勒住皮肤，可以选择套头式或对扣式长衣长裤，袖口及领口宜宽松，孩子衣物尺码需买大一码，便于穿脱，以减少对局部皮肤的刺激和摩擦，利于病情观察和输液治疗。

15. 如何选择合适的水杯?

移植孩子宜选择透明、刻度精准清晰且耐高温的水杯。

移植过程中，因药物影响及自身发生的一系列排异反应，孩子容易出现腹泻、呕吐等症状，造成出入水量不平衡，所以我们需要准确、详细地记录孩子每天的出入水量，协助医生准确判断病情。因此，我们需要选择刻度标示精准、清晰的透明玻璃杯，可以直观、准确地记录孩子每次的饮用量，同时，透明样式的玻璃杯可以清晰地观察到水杯是否清洗干净，避免水杯藏污纳垢。

为降低孩子移植期间的感染率，孩子在移植期间所用的饮水、饮食用具都需进行高温灭菌处理，因此，选择水杯时，应选择耐高温的玻璃水杯，满足高温灭菌需求。

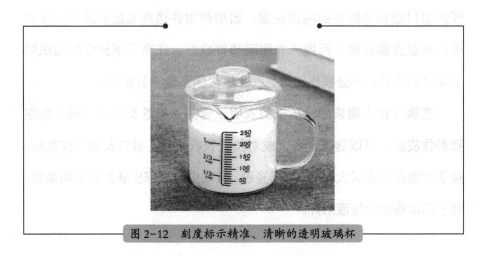
图 2-12　刻度标示精准、清晰的透明玻璃杯

 16. 移植期间准备皮尺的用途是什么?

孩子移植期间需要准备一根皮尺，主要用来测量腹围、臂围或腿围，为医生判断病情提供依据。

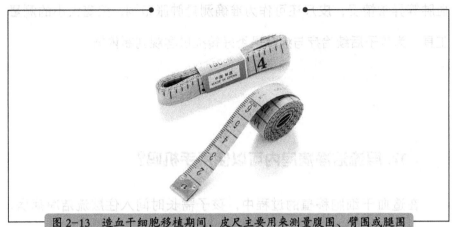

图 2-13　造血干细胞移植期间，皮尺主要用来测量腹围、臂围或腿围

造血干细胞移植最常见的并发症有移植物抗宿主病、肝静脉闭塞病，临床常表现为不明原因的体重增加、腹围增大、腹泻、腹水、肝大等，因此，我们需要每天用皮尺及时、准确地记录孩子的腹围，如果孩子体重增加，腹围突然增大，则提示可能发生了相关并发症，医生会根据孩子的具体情况快速作出判断并及时处理，减少造血干细胞移植相关并发症对孩子造成的损伤。

孩子进行造血干细胞移植术前常选择经外周静脉穿刺中心静脉置管（PICC）、中心静脉导管（CVC）作为主要的静脉通路，为孩子长期输注化疗药物提供一个安全的途径，静脉导管的置入虽能减轻孩子的痛苦、减少化疗药物对血管的损伤，但也可能出现导管相关性血栓、静脉炎等并发症，其临床表现为手臂红肿、疼痛、臂围增大等症状，因此，每天测量臂围或腿围可及时、尽早发现与处理静脉导管相关并发症，促进孩子康复。

移植期间，因血小板减少，孩子皮肤可能出现出血点、瘀点瘀斑、血肿等异常情况，皮尺还可作为准确测量肿胀范围、瘀斑大小的测量工具，为孩子后续治疗与症状是否好转提供客观判断依据。

17. 层流洁净病房内可以使用手机吗？

在造血干细胞移植的过程中，孩子需长时间入住层流洁净病房，而层流洁净病房是一个全封闭的单人病房，孩子与其他家庭成员的沟通与交流仅靠病房的玻璃窗与探视电话，这样的模式及狭小的空间使孩子更容易产生孤独感、恐惧感。随着智能产业的发展，我们对手机等电子设备的依赖程度逐步加深，它已逐步成为我们日常学习、生活中重要的辅助工具。

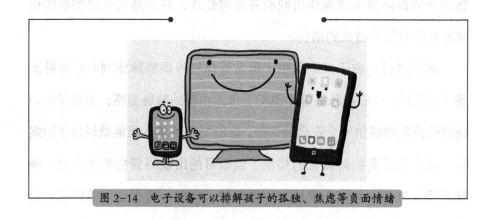

图 2-14　电子设备可以排解孩子的孤独、焦虑等负面情绪

入住层流洁净病房的孩子，手机则成为他们日常生活中的重要物品，他们可以通过手机与亲属及朋友之间保持密切的联系、观看喜欢

的动画片、播放自己喜欢的音乐等，这些措施都能很好地排解孩子孤独、焦虑等负面情绪，丰富他们的娱乐活动，提高其依从性及积极性。

虽然手机对于入住层流洁净病房的孩子们非常重要，但手机不是无菌物品，为了减少院感的发生，进入层流洁净病房前须取下手机保护套，并经过严格的消毒处理。同时，在孩子使用手机时，需提醒孩子注意姿势、按时休息，协助孩子正确、合理地使用手机。

18. 层流洁净病房中孩子能做哪些运动?

孩子在造血干细胞移植期间往往会经历骨髓抑制、感染、恶心呕吐等不良反应及并发症，若长时间不进行肢体功能锻炼，将直接影响孩子以后的生活质量，因此，在造血干细胞移植期间，孩子进行适当的运动及康复训练，可改善孩子机体情况，促进孩子康复并提高其生活质量。

移植期间，在孩子病情允许的情况下，可进行简单的主动运动，如手指屈伸、握球、四肢伸展、变换体位等，缩唇呼吸、腹式呼吸、深呼吸等呼吸训练也是很好的运动锻炼方式。孩子从入院日起就可制定一套可行的运动计划，如：每周运动3次，每次15～30分钟，时间选择下午2点到4点之间，运动力度遵守循序渐进的原则，从四肢小关节开始，逐步扩展到大关节伸展运动，变换体位时，从卧位改为坐位，条件允许时再转变成站立。

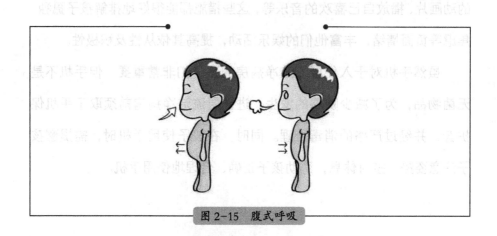

图 2-15　腹式呼吸

运动前 1 小时，须评估孩子是否适宜运动，若出现体温 > 38.0 ℃，血象低，孩子有剧烈疼痛、恶心、眩晕等症状，应暂停当日运动，次日须再次评估后再决定是否进行运动训练。若孩子长时间处于活动耐力较差的状态时，可由主动运动转变为被动运动，即由陪护人员协助孩子进行关节及肢体的运动训练，注意动作要轻柔，避免造成孩子皮肤或肢体损伤。

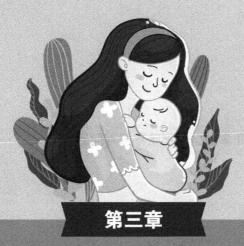

第三章

造血干细胞移植孩子的日常护理

儿童造血干细胞移植百问百答

1. 入住层流洁净病房，孩子需要注意什么？

层流洁净病房是经过压缩过滤后除去空气中的细菌等微生物形成的一个相对无菌的空间，所以也被称为无菌层流病房，因此，孩子入住层流洁净病房的要求相对于普通病房会高很多，孩子一般只能在无菌层流病房内活动，不能随意开窗、开门、出入层流洁净病房。

移植期间孩子静脉用药种类较多、输液管道多，同时孩子身上还连接有心电监护仪的电极线、血氧饱和度监测线、血压袖带等，由于各种线路、管道约束，孩子的活动范围明显缩小，家属应避免让孩子进行攀爬床栏，床上弹跳、翻滚等危险动作。当孩子较小或乏力时须定时为孩子翻身，避免将各种导线、导管置于孩子身体下方，造成孩子皮肤损伤。

孩子在移植期间须保护好输液通道，不要玩弄输液接头等输液附加装置，避免将导管意外拔出。

孩子每日可合理安排活动与休息时间，避免长时间使用手机、平板电脑等电子设备。大剂量化疗期间，孩子的白细胞、血小板及血红蛋白会逐渐下降，当孩子血小板计数低于 2 万时，需要绝对卧床休息，避免情绪激动及剧烈哭吵，警惕出血的发生。当血红蛋白计数低时，孩子可能会出现头晕、心慌等症状，也须减少活动、卧床休息。

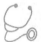

2. 置入中心静脉导管后要注意什么？

孩子因移植治疗需要，通常会置入一根中心静脉导管，导管置入后须按时、按要求进行导管维护，导管维护包括更换无菌敷料、更换输液接头、更换导管冲封管。孩子在导管置入后 24 小时内须进行第一次无菌敷料更换，之后每七天进行一次导管维护。若孩子穿刺处有渗血、渗液，敷料松动、卷边、脱落，导管出现回血、输液接头破损等异常情况时须及时进行导管维护，以避免引发导管相关性感染。

孩子治疗时间长导致他们携带中心静脉导管的时间长，我们须每天观察孩子穿刺点及其周围皮肤情况，观察孩子置管侧手臂是否活动自如，有无疼痛、胸闷、气促等不适。孩子置管侧手臂须每日进行握力球训练，一天 2 次，每次 10 分钟，以加速孩子置管侧血流速度，预防血栓的发生。

若置入导管为 PICC 时，须嘱咐孩子睡觉时不要压迫置管侧手臂，尽量避免剧烈哭吵，手臂不可过度用力或进行大幅度的甩臂动作，避免剧烈活动、提重物。家属抱孩子时避免双手用力握紧孩子双侧腋下，PICC 导管为经外周静脉置入的中心静脉导管，若为上臂置管，腋静脉则为导管进入上腔静脉的必经之路，家属用力握紧孩子双侧腋下容易造成局部导管及血管损伤。

孩子在导管留置期间尽量选择淋浴，避免盆浴、泡澡，洗澡时可用保鲜膜包裹导管局部敷料，避免敷料潮湿、脱落。协助孩子穿衣服时先穿置管侧肢体，脱衣服时后脱置管侧肢体。为孩子选择的衣服袖口不宜过紧，避免孩子玩弄外露的输液接头，防止导管损伤和将导管意外拉出体外。

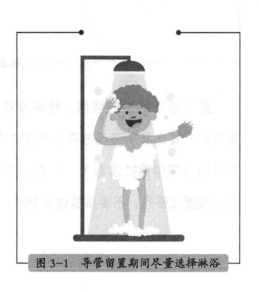

图 3-1 导管留置期间尽量选择淋浴

3. 层流洁净病房日常消毒怎么做？

层流洁净病房中，层流洁净技术只能对进入病房的空气进行净化处理，对病房内的物品表面没有处理能力，因此，层流洁净病房内需要每日进行日常消毒以满足相对无菌的需求。

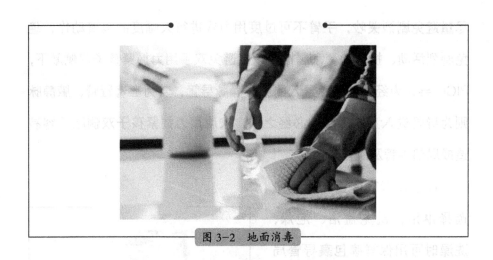

图 3-2　地面消毒

　　层流洁净病房的墙面、地面及孩子可接触的窗台、床栏、门窗、床台桌、餐桌及所有暴露在空气中的使用物品每日须用消毒毛巾或一次性消毒湿巾擦拭消毒 1 ～ 2 次，擦拭时避免留有空隙，同时病房内物品须摆放整齐，不要堆放过多物品，以免因消毒不到位产生感染源。

 ## 4. 如何正确测量移植孩子的体温?

　　体温是反映孩子健康状况的重要指标之一，体温的变化提示多种疾病的变化与转归。移植孩子在治疗过程中受药物、感染等相关因素的影响会导致体温升高，而家属是接触孩子时间最多的人，通常是孩子出现身体发烫、肢端冷等异常症状时的第一发现者。因此准确地测量体温可为医务人员提供病情观察的第一手资料，而体温测量，不仅仅依靠医务人员，更需要家属的参与及孩子的配合。

　　生活中常见的家用测量体温工具有玻璃水银温度计、电子温度计以及红外线测温仪，使用水银温度计测体温可选择的部位有三处，腋下、口腔及肛门，红外线测温仪主要有额温计及耳温计，造血干细胞移植的孩子测量体温常选择安全度、精准度较高的电子温度计，测量部位多为腋下，在此处测量既不会有口腔测温时孩子嚼碎体温计的危险，也不会出现肛门测温时因体温计刺激加重孩子腹泻的风险。测量体温前须先将腋窝处皮肤、汗液擦拭干净，然后将体温计水银端放置于腋窝深处贴紧皮肤，让孩子上臂紧贴胸廓，夹紧体温计 5 ～ 10 分钟后取出立即读数。

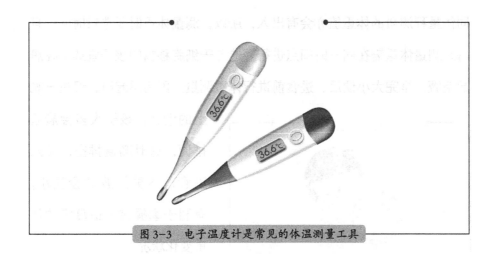

图 3-3　电子温度计是常见的体温测量工具

　　测量体温宜选择孩子安静休息时进行，避免测量值受哭吵、情绪激动等因素的影响。孩子剧烈哭吵，进食、喝温开水或者是进行冷、热敷治疗之后须安静休息 20 ～ 30 分钟后再测量体温。

5. 如何准确测量体重?

大剂量预处理方案及胃肠道移植物抗宿主病会导致造血干细胞移植的孩子消化不良,出现营养摄入和吸收不良,体重呈明显下降趋势,每日测量体重既可以反映和衡量出他们当前的营养状况,还能对移植后出现肝窦阻塞综合征并腹水等异常情况提出预警,所以,准确测量体重也是协助医生判断孩子病情的重要手段之一。

测量体重看似简单,实则稍不注意,就会影响体重值的准确性,因为人的体重受测量时间、测量工具、孩子自身情况、季节、气候等多方面因素影响,例如:孩子在一天内不同时间点测量的体重会有变化,不同体重秤测量的体重值亦会有出入,所以,测量体重时要选对时间,且每天测量体重需在同一时间点进行。造血干细胞移植的孩子宜选择在晨起空腹、排完大小便后、进食前进行体重测量。因为晨起时,经过一晚上的消耗,孩子大多会晨起排便,这时肠道排空,又未进食,体重的波动会较小,有利于掌握孩子最真实的体重变化状况。

除选择合适的测量时间点外,还需使用同一台体重秤进行体重测量,减少因更换体重秤而造成的体重值误差。

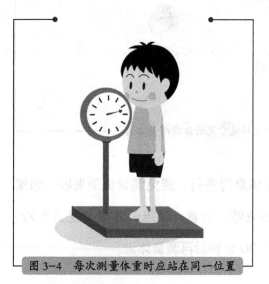

图3-4 每次测量体重时应站在同一位置

最后，测量体重时，还应脱去孩子的帽子及袜子，尽量穿厚度相差不大的衣物并站在体重秤正中间（尽量站在同一地方进行），且体重秤放置的地面要平整。

6. 移植孩子需要每天测量腹围吗？

造血干细胞移植的孩子需要每天测量腹围。

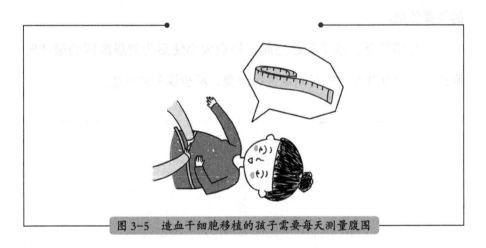

图 3-5　造血干细胞移植的孩子需要每天测量腹围

通常情况下，每次测得的腹围可能出现三种情况：腹围减小、腹围不变、腹围增大。腹围减小可能同孩子的体重减轻有关，这时要注意孩子的饮食及营养情况；腹围没有改变一般不需要处理；值得注意的是腹围异常增大，这是医护人员观察的重点之一。腹围增大说明孩子可能出现以下问题：肠胀气、肠梗阻、肝脾肿大、腹水。

造血干细胞移植的孩子出现腹围增大可能是肝窦阻塞综合征最突

出的表现，是移植后出现的严重并发症之一。为警惕肝窦阻塞综合征的发生，须每日为孩子测量腹围，连续进行腹围监测，为医务人员观察病情提供可靠的依据。

7. 如何准确测量腹围？

正确测量腹围，获取准确的腹围数据，是医务人员掌握孩子病情的重要依据。

一般情况下，孩子晨起空腹、排空大小便后为测量腹围的最佳时间点，每日宜选取同一时间点进行测量，减少误差的产生。

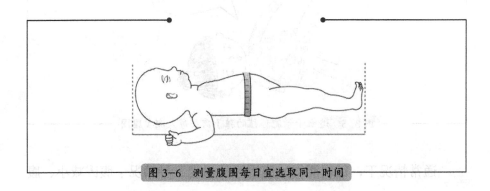

图 3-6　测量腹围每日宜选取同一时间

层流洁净病房内温度恒定、适宜，孩子一般只会穿一件宽松的纯棉衣服，测量腹围时，先将孩子衣服下缘提起，然后让孩子平躺在病床上，嘱其自然呼吸、放松腹部，若孩子不配合，情绪激动、哭闹、抗拒时，先让孩子休息片刻并积极安抚，待其情绪稳定时再进行腹围的测量。

测量时，测量者站在孩子一侧，用左手拇指把皮尺的零点位置放在孩子肚脐眼上方，右手持皮尺另一端沿腹部自然弧度平行缠绕一圈，测量得出的数值则为孩子的腹围。测量时需注意皮尺围成的环形须与地面垂直，若皮尺有所倾斜，会导致测量数值不准确。

8. 移植期间，如何进行皮肤清洁？

孩子在造血干细胞移植期间，每天都需要进行全身擦洗，擦洗身体的水不能使用自来水，需要将开水冷却至适宜温度后再进行擦洗，全身擦洗时可配合使用含醋酸氯己定的身体消毒液，以达到皮肤消毒效果。

孩子皮肤较柔弱、部分化疗药物易引起皮肤损伤、移植后发生皮肤排异反应等各种因素都会让孩子的皮肤异常脆弱，所以，擦洗身体时须使用纯棉、柔软的毛巾且动作轻柔，避免因用力擦洗造成孩子皮肤损伤。

肛周的清洁则须使用 0.05‰的碘伏稀释液或 0.01% 的氯己定溶液进行坐浴。一般情况下，孩子每天须坐浴 2 次，每次坐浴 15 ～ 20 分钟，男孩进行坐浴时须将包皮翻过来；孩子当天解大便后，须立即进行一次肛周坐浴；坐浴前须将肛周清洁干净，避免污染坐浴液。

9. 移植期间，如何进行五官护理？

众所周知，人体的五官是指：耳、眉、眼、鼻、口。造血干细胞移植前，孩子需要进行超大剂量的化疗，也就是我们常说的"预处理"，为移植的造血干细胞准备"空间"。这时孩子的免疫系统被摧毁，极易发生各种形式的感染，感染可能发生在皮肤黏膜、呼吸道、消化道等多处，由病毒、细菌、真菌等多种病原体引起。所以，移植期间做好五官护理可有效降低感染发生率。

（1）口腔护理：孩子每天需用两种或两种以上的漱口液进行漱口，部分医院会选择冰生理盐水、碳酸氢钠、含有醋酸氯己定的漱口液对患儿进行口腔的清洁，具体使用药物类型根据每个医院的规定而不同，但原理都是预防口腔发生细菌或真菌感染。除每日常规用漱口液交替漱口外，孩子在饭后及睡前需增加漱口次数，建议孩子进行鼓腮式含漱，具体步骤为：先含一大口漱口水，闭口；鼓动两腮，活动舌体，让水在口腔内充分接触牙面、牙龈和黏膜，同时利用水的冲力，反复冲击整个口腔，最后将盐水吐出。

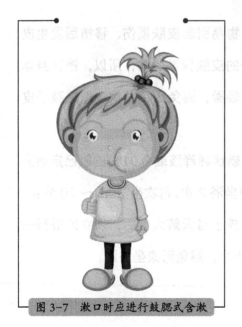

图3-7　漱口时应进行鼓腮式含漱

（2）眼部护理：可每天用抗菌眼药水滴眼预防感染。

（3）鼻腔护理：可每天用鼻

腔滴剂、抗菌软膏、碘伏、氯霉素滴眼液等抗菌药物预防感染及鼻腔干燥导致的黏膜出血。

（4）耳部护理：可每天用抗菌软膏或碘伏棉签擦拭外耳道。

10. 中心静脉导管拔管后需要注意什么？

孩子置入中心静脉导管后，医务人员会对孩子病情、治疗及导管情况进行综合评估，若无治疗需要或孩子出现严重的导管相关并发症时，医务人员会及时拔除孩子体内的中心静脉导管。

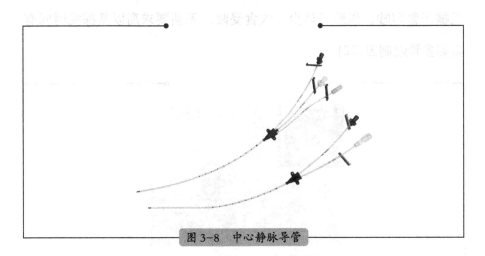

图 3-8　中心静脉导管

导管拔出体外时，需要采用合适的手法进行穿刺点局部按压，预防局部出血及静脉栓塞，正确的按压方式为：穿刺部位覆盖无菌纱布，左手食指贴于穿刺点，中指、无名指沿血管方向按压，这既能使穿刺点和血管同时受压，又能保证有足够的按压面积，按压穿刺点时动作要轻柔。

导管拔除后须采用无菌密闭式敷料至少覆盖 24 小时，24 小时后评估穿刺点愈合情况，若愈合好，则可去除无菌敷料，若愈合不佳或仍有穿刺点出血等异常情况时，须及时就诊，继续覆盖无菌密闭式敷料。

11. 孩子心情低落怎么办?

造血干细胞移植期间容易导致孩子产生惊慌、恐惧、焦虑、抗拒等不良情绪，当孩子由普通病房转入无菌层流洁净病房后，很难在短时间内适应一种新的治疗环境，特别是在层流洁净病房存在空间小、机械报警声吵、娱乐工具少、饮食受限、无菌要求高以及探视时间有限等多种限制因素时。

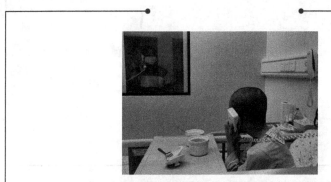

图 3-9 层流洁净病房探视时间有限，容易导致孩子情绪低落

当孩子出现恐惧、抗拒等异常情绪时，需要积极对其进行心理疏导，我们可以和孩子一起下棋、唱歌、画画、给孩子讲故事、玩简单的游戏等，让孩子感觉到生活还是可以有很多乐趣；当孩子担心学习跟不上时，

在身体条件允许的情况下也可以陪他一起学习；当孩子想念家人、想念老师和同学时也可以进行视频通话，既保持孩子正常的社交能力，又能让孩子心情愉悦，家人、朋友的鼓励也会让孩子增加战胜疾病的信心。

孩子其实就像一张白纸，心思简单、单纯，我们若每天展现在他面前的是积极、乐观的一面，他也会用积极、乐观的态度去面对新的环境与挑战。所以家长们的心态好，孩子们的心态也会自然好一些。

12. 孩子脱发怎么办？

移植孩子在化疗后会出现大量掉发的现象，是因为预处理期间化疗药物不仅仅只对孩子体内的癌细胞造成损伤，也会让孩子体内的正常细胞受到伤害，其中就包括孩子体内活跃的正常造血干细胞以及毛囊细胞等，而毛囊细胞正是主导人体毛发生长的细胞，所以在毛囊细胞受到一定的损害以后，孩子就会出现脱发的现象。

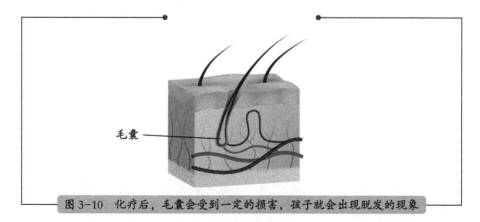

毛囊

图 3-10　化疗后，毛囊会受到一定的损害，孩子就会出现脱发的现象

孩子脱发时，我们可以适量补充维生素E，因为维生素E具备抗毛发衰老的作用，还可以有效促进人体内细胞的分裂，让毛发再度生长。我们可以通过食用卷心菜以及黑芝麻等食物来补充体内的维生素E。

孩子脱发后，我们需要从心理上去关爱孩子，告诉他们脱发只是暂时的药物不良反应，只需要耐心等待，化疗结束后他们的头发还可以再次生长出来。

孩子脱发时需要及时清理脱落的头发，减少大量脱落的头发对孩子的心理刺激，同时，保证孩子床单位的干净整洁，提高孩子的居住舒适感。

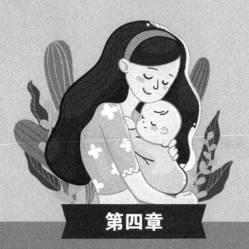

第四章

造血干细胞移植常见并发症的观察与处理

儿童造血干细胞移植百问百答

1. 什么是移植物抗宿主病?

移植物抗宿主病是异基因造血干细胞移植中最常见的并发症。移植物抗宿主病也就是我们常说的移植后发生的排异反应,是指在进行造血干细胞移植后,异体供者的干细胞在孩子体内成功植活,血细胞开始慢慢生长,新的造血系统及免疫系统开始重建,其中由供者干细胞产生的T淋巴细胞无法识别孩子的自身组织,将孩子自身组织视为"异己"组织,并发动攻击,从而导致孩子多系统损害的一种全身性疾病。

移植物抗宿主病按出现的时间可分为急性移植物抗宿主病和慢性移植

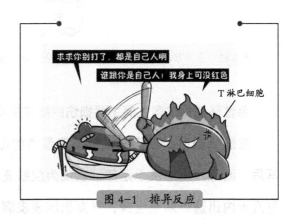

图 4-1 排异反应

物抗宿主病。急性移植物抗宿主病发病一般在进行移植后 100 天以内，症状出现急，病情危重，临床症状明显，主要受累器官为皮肤、肝脏及胃肠道；慢性移植物抗宿主病一般发生在移植 100 天后至 1 年半内，少数患者可发生在移植 2 年后，受累器官较广泛，病情相对较轻。

2. 急性移植物抗宿主病有哪些表现？

急性移植物抗宿主病，是移植后最严重、易造成早期死亡的并发症之一。

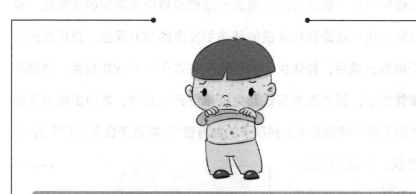

图 4-2　急性移植物抗宿主病导致皮肤受损时，皮疹是发生概率最高的症状

急性移植物抗宿主病主要损伤的器官是皮肤、肝脏及胃肠道。

皮肤受损时，皮疹是发生概率最高的症状，起始部位为头颈部、耳后、面部、肩部及手足部，表现为皮肤充血及斑丘疹，严重时皮疹可几天内迅速延展至全身，甚至出现表皮剥脱，这也是移植后的孩子全身皮肤色素沉着、出现皮肤硬化及苔藓样皮疹的原因。肝脏受累主要表现为肝功能检测异常、黄疸（皮肤黄、眼珠黄）。胃肠道受累时，常表现为顽固性腹泻，每日腹泻次数多，排便量大，颜色多为墨绿色，严重时可出现腹痛、便血，同时伴有恶心、呕吐等症状。

3. 慢性移植物抗宿主病有哪些表现?

慢性移植物抗宿主病发生在移植 100 天之后，是影响造血干细胞移植后的孩子生存时间及生存质量的重要因素，也是移植后孩子晚期除复发以外引起死亡的重要原因。

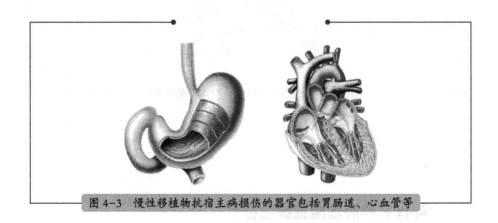

图 4-3　慢性移植物抗宿主病损伤的器官包括胃肠道、心血管等

慢性移植物抗宿主病相较于急性移植物抗宿主病，损伤的器官更多且临床表现更复杂，可累及皮肤、肌肉骨骼、心血管、呼吸道、胃肠道、生殖系统及中枢和外周神经系统的一个或多个器官。其中，最常见的

损伤部位为口腔黏膜，孩子会出现口干、口腔溃疡、口腔黏膜苔藓样改变、疼痛等症状。眼睛受累时孩子会自感眼睛干涩，害怕光线刺激，常常要求关窗、关灯。累及肺组织时，孩子会出现咳嗽、呼吸困难等症状。皮肤受累时会出现皮疹、皮肤泛红、皮肤苔藓样改变等症状，严重时可出现皮肤硬化，影响孩子关节活动。肝脏受累时与急性移植物抗宿主病肝脏受累症状相差无几，主要表现为肝功能检测异常及黄疸。胃肠道受累时主要表现为进食困难，出现厌食、恶心、呕吐、腹泻等症状，因营养摄入受限，孩子体重往往会进行性下降。

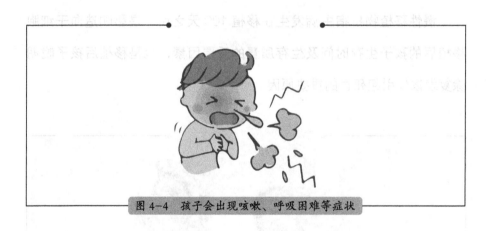

图 4-4　孩子会出现咳嗽、呼吸困难等症状

 ### 4. 什么是肝窦阻塞综合征?

肝窦阻塞综合征是造血干细胞移植术后最严重的并发症之一，其发生主要与预处理期间大剂量的化疗有关，大剂量的化学药物造成肝内小静脉的内皮细胞损伤，导致肝内小静脉管腔狭窄甚至闭塞，临床常表现

为孩子的体重异常增加，出现肝区疼痛、肝大、腹水、黄疸等症状。

孩子行造血干细胞移植后发生肝窦阻塞综合征的影响因素除大剂量化疗的直接损伤外，还与孩子自身情况、干细胞移植前的身体状况以及移植类型等相关因素有关，例如：孩子年龄小、体重低，移植前有发热、腹泻等症状，检查提示肝功能损伤，移植类型为异基因造血干细胞移植、二次移植等，都是肝窦阻塞综合征的高发因素。

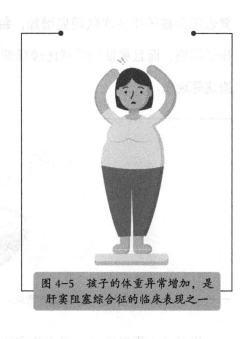

图 4-5　孩子的体重异常增加，是肝窦阻塞综合征的临床表现之一

目前，国内儿童预防及治疗肝窦阻塞综合征的药物为低分子肝素钙、熊去氧胆酸、前列地尔及糖皮质激素。

家长应注意观察孩子是否出现出血、咳嗽、发热、腹围增大、体重增加等症状，配合医务人员进行肝肾功能检查，如有异常，及时向医务人员报告。

5. 移植后出现肠道排异反应怎么办？

肠道排异反应即我们常说的肠排、肠道移植物抗宿主病，是造血干细胞移植后常见的危险并发症之一，严重者可危及孩子生命。其主要表现为孩子排便次数明显增加，每日三次或三次以上，超出平日的排便习惯，而且粪便的性状比较稀薄，严重者可成稀水样，伴有便血、腹痛等现象。

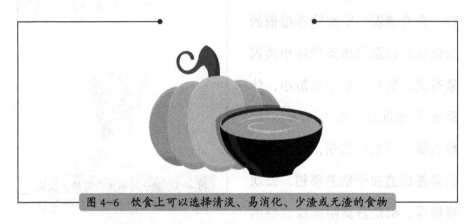

图 4-6　饮食上可以选择清淡、易消化、少渣或无渣的食物

当孩子出现肠排时，我们要密切观察孩子腹泻的次数、性状及量，观察有无呕血或大便中带血的现象，严格记录孩子的入量及出量，为评估孩子出入水量平衡情况提供依据。

除配合医生积极治疗外，营养的补充也是至关重要的。饮食上可以选择清淡、易消化、少渣或无渣饮食（如南瓜粥、小米粥、加盐的白粥等），避免食用易产气、含糖的食物（如豆类、红薯、全脂奶等）。鼓励孩子多饮温开水及时补充身体内流失的水分，按医生要求补充口服补液盐、禁食或配合医生进行其他处理。

孩子腹泻次数增加，容易造成肛周皮肤损伤，每次排便后需用柔软的纸巾轻轻擦净，再用温水清洗肛周，保持孩子肛周皮肤的清洁、干燥，避免孩子肛周皮肤黏膜的损伤。当孩子肛周皮肤出现潮红、破损时，须按照医生要求局部用药，以保护局部皮肤完整，避免感染。

孩子发生肠排时尽量卧床休息，减少肠道蠕动及体力的消耗，注意腹部保暖，多注意观察大便次数及颜色的变化，保持孩子床单的清洁和平整，为孩子提供舒适的环境。

孩子肠道恢复期，饮食的添加要循序渐进，从少到多、从稀到稠，同时，密切观察孩子的耐受情况。如前期症状又出现或加重，应告诉医务人员，并暂停新加饮食。

6. 什么是闭塞性细支气管炎?

闭塞性细支气管炎是指细支气管损伤后出现的上皮炎性反应，上皮细胞在修复过程中发生炎症和纤维化，从而引起小气道的狭窄、扭曲或完全闭塞。闭塞性细支气管炎是造血干细胞移植术后的一种并发症，常发生在造血干细胞移植术后 3 个月到 2 年，是最严重的晚期并发症之一。

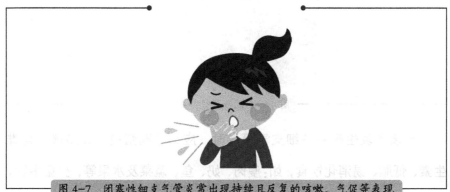

图 4-7 闭塞性细支气管炎常出现持续且反复的咳嗽、气促等表现

患闭塞性细支气管炎的孩子常出现持续且反复的咳嗽、咳痰、气促、呼吸困难、嘴唇青紫、运动耐力差等表现，患闭塞性细支气管炎的孩子因呼吸困难等症状常会产生焦虑、紧张等心理症状，应及时给予心理疏导，缓解孩子不良情绪，增加其治疗疾病的信心。

7. 闭塞性细支气管炎该如何护理？

加强孩子呼吸道管理是闭塞性支气管炎孩子的护理要点，除对症处理外，还应每日观察孩子咳嗽的频率、痰液的颜色及量，鼓励孩子多饮水，指导孩子进行有效咳嗽排痰：让孩子先深吸一口气，然后大咳一声，让瞬间呼出的气体冲击呼吸道内痰液，促进痰液的排出。

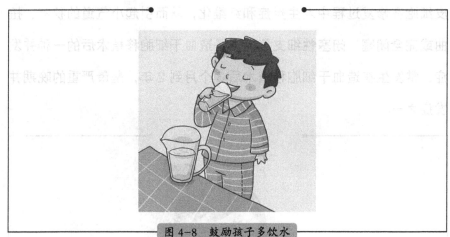

图 4-8 鼓励孩子多饮水

当孩子发生闭塞性细支气管炎时，应给予高蛋白、高热量、高维生素、低脂、易消化饮食，如：瘦肉、奶、鱼、蔬菜及水果等，少量多餐，避免过饱压迫胸腔增加食物反流的概率，保持室内适当的温度和湿度，避免温差及湿度改变刺激孩子引起呛咳。

进行雾化吸入治疗时，尽量选择餐前进行，避免雾化刺激孩子咽喉引起咳嗽而导致呕吐的情况发生。

病情允许的情况下，可进行深呼吸训练促进恢复呼吸功能，方法为：吸气时，让孩子平躺在床上，指导孩子慢慢吸气，让肚子慢慢隆起，呼气时让孩子收缩嘴唇呈口哨状，慢慢将气体呼出，孩子呼气时可用双手慢慢下压孩子腹部。

8. 输注造血干细胞后重点观察什么？

孩子在输注造血干细胞后要重点观察以下几点：

（1）密切观察孩子的体温、心率、呼吸、血压、血氧饱和度，观察孩子是否出现血压异常、皮肤湿冷、烦躁、意识躁动等休克症状。

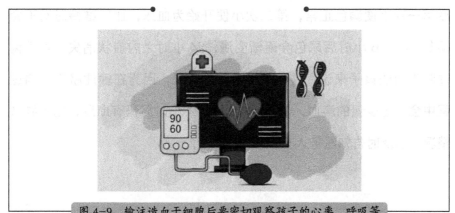

图 4-9 输注造血干细胞后要密切观察孩子的心率、呼吸等

（2）观察孩子尿液颜色、量、频率，及时留取标本送检，输注脐带血后排红色尿液及尿液有大蒜味是正常现象。

（3）观察孩子的体温变化，积极监测孩子的体温，如果孩子体温 < 38.5℃，可以为孩子行温水擦浴、退热贴贴额等物理降温措施；如果孩子的体温 > 38.5℃，可以遵循医生嘱托给予退热药物降温，进行退热处理后须按要求复测体温。注意，退热药物一般比较黏稠，可少量多次喂服，避免孩子噎住。

（4）观察孩子手掌、足底及全身是否出现散在红斑及丘疹。

（5）观察孩子有无咳嗽、气促、恶心、呕吐、腹痛、头痛、神志不清等异常症状。

9. 输注脐带血会有哪些异常表现？

一般来说，孩子脐带血输注结束 2 小时内会出现血尿，通常输注后第一次小便颜色正常，第二次小便开始为血尿，血尿维持时间不会很长，4 ～ 6 小时后尿色会逐渐变浅，24 小时之内症状消失。对于输注脐带血的孩子来说，这是一种常见的表现，因为在输注脐带血的过程中会发生少量的溶血，若脐带血输注 24 小时后仍有血尿，则为异常情况，须及时告知医务人员积极处理。

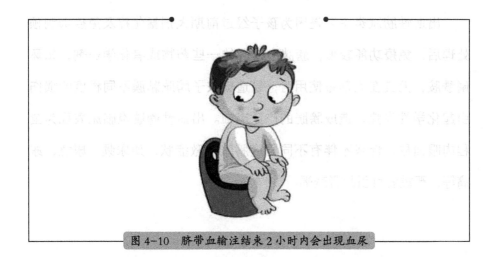

图 4-10　脐带血输注结束 2 小时内会出现血尿

在输注脐带血后，孩子呼出的气体会发出大蒜、洋葱、牡蛎味，是因为脐带血保存过程中需加入一种超低温冻存细胞保养液保护剂——二甲基亚砜，而二甲基亚砜可以通过呼吸道排泄，因此，在输注期间，我们可以鼓励孩子大口呼吸，加快二甲基亚砜排出体外的速度。

输注脐带血还可能会出现恶心、呕吐、腹痛、高血压等不良反应，输注期间，医务人员须密切观察孩子各项生命体征及临床表现。

 10. 移植后小便有血是怎么了？

移植后小便有血可能是出现了出血性膀胱炎。出血性膀胱炎是移植后常见的并发症之一，按时间划分为早发型和迟发型，早发型发生于预处理期间及其后 72 小时之内，迟发型发生于预处理 72 小时后，发生率在 7%～49%。

出血性膀胱炎主要是因为孩子经过前期大剂量化疗及免疫抑制预处理后，免疫功能较低，膀胱中储存的一些药物或者化学药剂，如环磷酰胺，尤其在大剂量使用时，易造成孩子膀胱黏膜不同程度的损伤引起化学性炎症，造成膀胱的广泛出血。出血性膀胱炎临床表现为全程肉眼血尿，伴或不伴有不同程度膀胱刺激症状，如尿频、尿急、尿痛等，严重者可引起肾衰竭。

11. 发生出血性膀胱炎怎么办？

预处理过程中使用大剂量的环磷酰胺是造血干细胞移植的孩子出现出血性膀胱炎的主要原因。出现出血性膀胱炎时，应鼓励孩子多饮水，24小时间断饮水，饮水间隔时间勿过长，夜间也可按时饮水。在饮食上以高热量、高蛋白、富含维生素、易消化的食物为主，如鸡蛋、鱼肉、鸡肉、牛肉等。观察并记录孩子尿液的颜色、量，观察是否出现尿频、尿急、尿痛等尿路刺激症状。鼓励孩子多排尿，以促进药物或者化学药剂尽早排出，若孩子排尿时出现疼痛，可用热毛巾湿敷膀胱处，大小便后避免反复擦拭，以减少对会阴处皮肤的刺激，保持孩子尿道口清洁，预防局部皮肤破溃。

12. 移植期间出现口腔黏膜破溃时怎么护理？

移植期间出现口腔黏膜破溃，是因为孩子发生了口腔黏膜炎。

口腔黏膜炎是造血干细胞移植期间最常见的并发症，孩子在移植期间及免疫重建过程中，因免疫力低下致口腔黏膜容易发生感染，同时，它也是移植后孩子发生移植物抗宿主病所导致的排异反应之一。它常表现为孩子口腔黏膜出现红斑、破溃，孩子因疼痛进食困难或不愿意吃饭，严重者可出现局部溃烂甚至坏死的情况。

当孩子出现口腔黏膜炎时，饮食上应选择较软、清淡、营养丰富的食物，食物放置温凉之后再食用，避免热的食物烫伤口腔及咽喉处，加重口腔黏膜的损伤；不给孩子吃带壳、带骨头的坚硬食物，如：未去骨的鱼、鸡爪、猪脚等，避免坚硬食物损伤口腔黏膜。同时，鼓励孩子多饮温凉的开水。饭前饭后使用冰镇的生理盐水漱口可抑制炎症的扩散、减轻孩子疼痛、减少局部出血并保持良好的口腔环境。

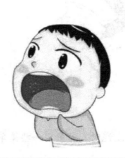

图 4-12 口腔黏膜炎是造血干细胞移植期间最常见的并发症

指导孩子使用鼓腮式方法漱口，即鼓动双侧脸颊和唇部，尽量使孩子口腔黏膜充分接触药液，反复地冲击，去除残留的食物、污物及黏液，含漱时间为每次3～5分钟。必要时可以用拧干后的生理盐水棉球轻轻擦拭口腔内黏膜，如有新生的坏死组织附着在黏膜上，应配合医务人员给予清创处理，促进创面愈合。

13. 孩子发高烧了怎么办?

造血干细胞移植的孩子最常见的不良反应就是高热反应（俗称发高烧），其主要原因有移植前化疗药物及免疫抑制剂药物的使用，移植后孩子的植入反应、排异反应、感染等因素也是孩子容易发高烧的原因。

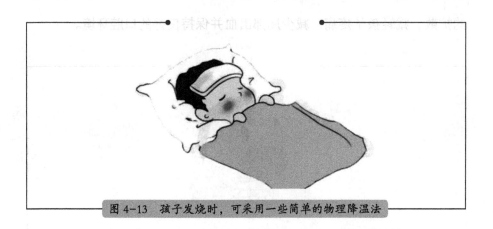

图 4-13 孩子发烧时，可采用一些简单的物理降温法

孩子发热时，家属不要慌张，安抚好孩子情绪，尽量缓解其不安的恐惧心理，可以给孩子营造一个安静、舒适的休息环境，协助孩子

多饮水，选择清淡、营养丰富的流质或半流质饮食，如：去油的肉汤、菜汤、肉粥、小米粥、菜粥、软面条等，保证孩子营养的摄入。

孩子发热时，还可以采用一些简单的物理降温法：

（1）温水擦浴：解开衣扣，用温水擦拭全身。在擦拭身体的时候要注意保暖，及时更换汗湿的衣物，保持孩子衣物干净、舒适。

（2）冷敷或冰敷：用降温贴或冷、冰水毛巾敷于孩子的额头、颈部外侧、上肢手臂外侧、腋窝下、肘窝、腹股沟、下肢大腿内侧、脚背等大血管处，冰敷时一定要注意避开孩子的后颈部、枕后区、胸前区、腹部、会阴部及足心等部位，这些部位比较敏感，冰敷可能会造成不良影响。冰敷时禁止将冰块直接敷在皮肤上，须包裹毛巾等物，如果高热时发生寒战，须停止冰敷，注意保暖，可以加盖棉被，待寒战过后方可进行冷敷、冰敷等物理降温。每次冷敷、冰敷的时间要控制在20分钟之内，注意查看冰敷处的皮肤，避免冰敷时冻伤皮肤。

移植孩子发热进行物理或药物降温处理后，要持续关注孩子的体温变化，及时复测体温。

14. 血小板减少时要注意什么？

血小板减少是造血干细胞移植后最常见的并发症，常表现为全身皮肤出现按压不易消退的出血点或瘀点瘀斑、口腔内血泡、鼻出血、眼结膜出血等症状，严重者可引起胃肠道大量出血或颅内出血。

　　当孩子出现血小板减少时，饮食上应选择较软、易消化的食物，食物放至温凉之后再食用，避免热的食物烫伤口腔及咽喉处，引起口腔内黏膜的损伤导致出血；不要给孩子吃带壳、带骨头的坚硬食物（如未去骨的鱼、鸡爪、猪脚等），避免坚硬食物损伤口腔黏膜导致出血，引发口腔黏膜感染。鼓励孩子多饮温凉的白开水，每天可定时蹲便，促进肠道蠕动，保持大便通畅，避免便秘及用力排便时引发出血现象，每次大小便后观察大小便的颜色，如出现红色小便或黑色、红色大便要及时告知医护人员。

　　孩子床单要平整、洁净，不要将各种导线压在孩子身下；选择没有纽扣、拉链等坚硬物的宽松棉质衣裤，避免纽扣、拉链、导线等硬物压伤皮肤；勤擦身、勤更换；保持皮肤清洁、干净；皮肤瘙痒时注意防止孩子抓挠皮肤；不要接触尖锐的物品，防止磕碰受伤导致出现或加重出血。

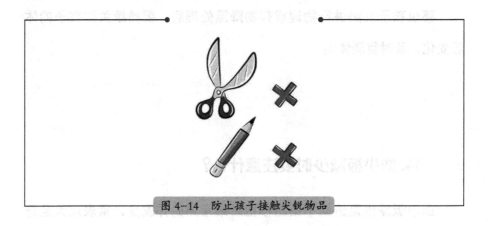

图4-14　防止孩子接触尖锐物品

孩子血小板减少时还须保持孩子情绪稳定，及时劝阻孩子剧烈晃动头部、大声吵闹的行为；叮嘱孩子不要做用力咳嗽、用力揉眼或用手挖鼻等易引发出血的动作。

15. 儿童造血干细胞移植"极期"有何症状?

孩子造血干细胞移植后一般需经历初期、假愈期、极期、恢复期四个时期，其中极期的顺利度过是整个治疗过程的关键。

儿童造血干细胞移植极期是指供者的造血干细胞回输到孩子体内后至孩子体内造血干细胞成功植活前这一段时间，此阶段孩子全血细胞减少，白细胞降为零，血小板计数在 $20 \times 10^9/L$ 以下，免疫功能极度低下，是最易发生严重感染、出血等并发症的时期。

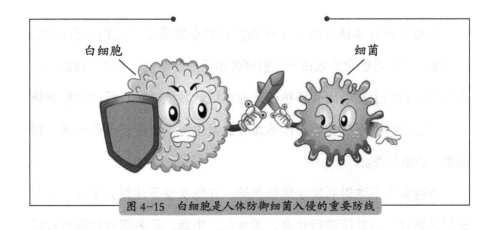

白细胞　　　　　　　　　　　　　　　　　细菌

图 4-15　白细胞是人体防御细菌入侵的重要防线

白细胞是人体防御细菌入侵的重要防线，而中性粒细胞是白细胞的主要成分，是机体抵御病原体，特别是化脓性细菌入侵的第一道防御线。孩子处于极期时因白细胞及中性粒细胞计数持续下降，一般有头晕、乏力、四肢酸软、食欲减退、低热、失眠或极度衰弱等症状，重者可发生明显的呕吐、腹泻、拒食，导致孩子体重进行性下降，还可发生牙龈炎、咽峡炎、扁桃体炎、口腔黏膜溃疡或糜烂等非特异性症状。此外，还常伴有病毒、细菌、真菌等多重交叉感染，主要表现为反复高热、皮肤黏膜损伤、全身大片皮疹、咳嗽、血尿。当孩子血小板计数低时容易出现眼睑、口腔、肠道等黏膜出血，严重时可发生颅内出血。

16. 如何预防皮下注射后出现局部血肿？

造血干细胞移植后的孩子在治疗过程中需要皮下注射部分药物，经常皮下注射可能会导致孩子注射部位出现局部瘀斑、血肿、疼痛，出现局部血肿的主要原因有移植孩子血小板计数低、拔针后按压位置错误、按压的时间不够长等。预防血肿的发生可以减轻孩子的痛苦，提高治疗的依从性。

为避免皮下注射后发生局部血肿，在每次皮下注射完毕后，可用三指法同时平行加压进行止血，即食指、中指、无名指并拢同时按压穿刺处的按压棉签或棉球，按压部位要准确，按压时间要充分，一般需按压 5 ～ 10 分钟直至不出血为止，10 分钟后若仍有出血，可更换棉签重新按压注射部位，直至不出血为止。

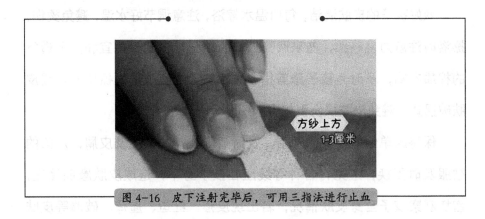

图 4-16　皮下注射完毕后，可用三指法进行止血

血小板减少的孩子，须适当延长按压的时间，减少局部血肿的产生，长期进行皮下注射的孩子可以每日更换注射部位。

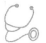 **17. 如何预防移植孩子皮肤损伤?**

造血干细胞移植过程中造成孩子皮肤损伤的主要原因有：孩子皮肤脆弱、更换电极片及敷料、各种导线压伤皮肤、移植物抗宿主病（如皮肤排异反应）以及压疮。早期干预可预防皮肤损伤的发生或减轻皮肤损伤的症状。

预处理阶段的大剂量化疗以及移植后的皮肤排异反应会使孩子的皮肤异常脆弱，更换电极片时可用棉签蘸取生理盐水后浸湿电极片边缘再轻轻揭取，揭取时尽量绷紧皮肤，揭取后可用皮肤保护剂涂抹局部皮肤，每次更换电极片时须更换粘贴部位，避免同一部位反复粘贴。

做好孩子的皮肤清洁，每日温水擦浴，注意调节好水温，避免烫伤，擦浴时注意力度轻柔，勿来回搓擦。为孩子选择宽松适宜和舒适透气的棉质衣物，及时为孩子修剪指（趾）甲，提醒孩子勿抓挠皮疹或皮肤破损处，避免皮肤损伤引起皮肤感染。

保持床单位的平整、清洁，及时清理掉落的头发及皮屑，污染的被服及时更换，避免将各种导线压在孩子身下，造成皮肤摩擦受压，密切观察孩子全身皮肤情况，若出现皮疹、红斑、瘙痒、破溃等皮肤异常情况及时告知医护人员处理。

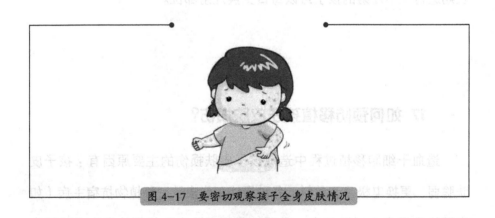

图 4-17　要密切观察孩子全身皮肤情况

加强孩子营养摄入，当孩子消瘦、精神状态差、长时间卧床休息时须经常翻身和变换体位，避免某一部位长时间受压造成孩子皮肤损伤。

18. 如何预防肛裂?

肛裂是孩子在造血干细胞移植后常见的并发症之一，是指肛门处皮肤因孩子便秘（三天或三天以上未解大便）、肛周皮肤弹性降低、肛门血液供应障碍、肛门损伤等情况导致肛周皮肤裂开，裂口形成溃疡，主要表现为孩子排便疼痛、便血等。长期肛裂容易造成孩子因恐惧排便而不愿进食，进而造成孩子营养摄入不良，影响孩子疾病恢复及生长发育。

在层流洁净病房，导致孩子肛裂的主要原因是便秘，病房内活动空间受限、孩子活动量不足是造成便秘的主要原因，所以要让孩子每日适当进行一些简单的活动，比如可以让孩子躺在床上进行交替抬腿动作，病情允许的情况下也可以在床边走动，扶着床栏做下蹲的动作，同时，还需培养孩子养成定时排便的习惯，每天固定时

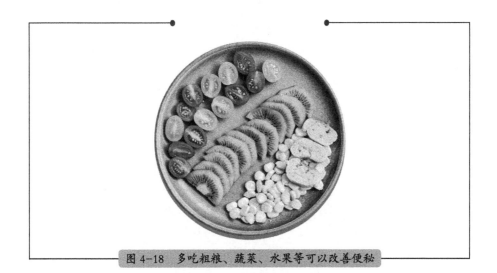

图 4-18　多吃粗粮、蔬菜、水果等可以改善便秘

间按时排便，若孩子自觉没有大便，也可以每日定时进行蹲便训练，促进肠道蠕动。

孩子可以通过多吃粗粮、蔬菜、水果等富含食物纤维的食品，补充维生素，多饮水等方法软化大便，改善便秘，保持大便通畅。

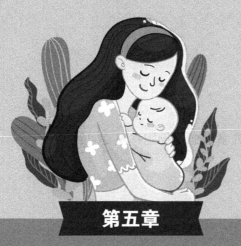

第五章

造血干细胞移植常见药物知识

儿童造血干细胞移植百问百答

1. 移植孩子常用利尿剂有哪些?

利尿药物主要作用于肾脏,是一类增加水和电解质排泄,使尿量增多的药物。其主要用于治疗水肿性疾病,与降压药合用可治疗高血压,促进经肾脏排泄的药物或毒物的排出,同时也是液体潴留心衰的孩子在治疗过程中不可或缺的药物。

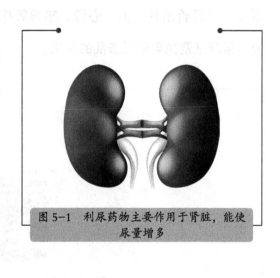

图 5-1 利尿药物主要作用于肾脏,能使尿量增多

孩子在造血干细胞移植期间,利尿剂主要用于促进环磷酰胺的排泄,减少药物对孩子机体的损伤,防止出血性膀胱炎的发生;减少液

体潴留，避免加重心脏负荷；配合治疗高血压。

临床常见的口服利尿剂药物有：呋塞米片、托拉塞米片、氢氯噻嗪片、螺内酯等，静脉用药以呋塞米注射液、甘露醇较为常见。

2. 使用利尿药时应注意什么？

使用利尿剂后可能会引起血压下降、脱水、电解质紊乱等不良反应。

电解质紊乱是利尿剂常见的不良反应，包括低钾、低钠、低氯、低镁、低钙。其中，以低钾血症、低钠血症最常见。使用利尿剂期间，须多观察孩子是否出现乏力、心悸、嗜睡等症状，临床上一般通过适当补充电解质来避免电解质紊乱的发生。

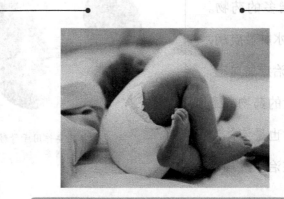

图 5-2　年纪较小婴幼儿需增加更换纸尿裤的频率

使用利尿剂后，孩子尿量会增加，这段时间，陪护人员应尽量减少外出，及时协助孩子排尿，年龄较小的婴幼儿需增加更换纸尿裤的频率。同时，还需要多观察孩子的尿量和体重的变化，是否出现乏力、头昏眼花、出虚汗、手脚发凉等低血压的表现。一旦发现以上问题，须及时告知医护人员处理。

---

 3. 白消安使用过程中家长需重点观察什么？

白消安是一种细胞毒性药物，是造血干细胞移植预处理期间的化疗药物之一，此药物可通过血脑屏障诱发癫痫，因此，使用白消安期间会预防性使用抗癫痫药物，一般临床会选择口服苯妥英钠抗癫痫，白消安使用过程中家长需协助医护人员重点观察孩子的精神状况，当孩子出现抽搐、嗜睡、困倦和精神错乱等异常情况时应及时告知工作人员，及时处理。

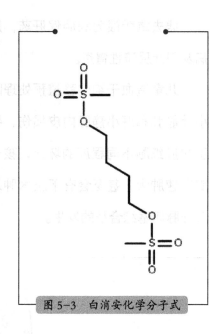

图 5-3 白消安化学分子式

白消安可引起深度骨髓抑制，具体表现为粒细胞缺乏、血小板减少、贫血。粒细胞缺乏期间，孩子免疫力极低，需重点观察孩子是否出现感染症状；血小板减少时需观察孩子口、鼻、眼结膜是否有出血，有无血尿、血便，皮肤是否有出血点、瘀点、瘀斑等各种出血症状；当孩子突然意识不清或出现喷射状呕吐时须立即告知医生，警惕颅内出血。

白消安可引起胃肠道反应，如恶心、呕吐、腹痛、腹泻、腹胀等，使用过程中可以少量多餐进食，家长须重点观察孩子的食欲情况，以及是否有胃肠道反应等异常情况发生。

4. 口服熊去氧胆酸需注意什么？

熊去氧胆酸为利胆保肝药，用于胆囊胆固醇结石、胆汁淤积性肝病及胆汁反流性胃炎。

儿童造血干细胞移植预处理阶段大剂量的化疗药物可能会引起肝小叶静脉和肝小静脉内皮损伤，导致肝静脉管腔狭窄甚至闭塞，同时引起肝细胞不同程度的坏死，孩子临床表现为上腹部剧痛、腹胀、肝脏迅速肿大，甚至会有下肢水肿及黄疸等，熊去氧胆酸主要用来预防肝静脉闭塞综合征的发生。

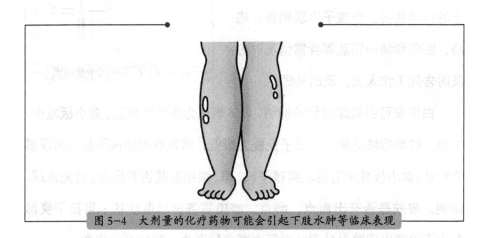

图 5-4　大剂量的化疗药物可能会引起下肢水肿等临床表现

熊去氧胆酸常见的不良反应有皮疹、背部疼痛、头晕、咽炎、咳嗽、便秘、腹泻、恶心、呕吐等症状，服药时建议与食物同服，以减少药物对胃肠道的刺激，因为含铝的抗酸剂可能会影响熊去氧胆酸的吸收，应避免同服。

熊去氧胆酸味道较苦，应尽量避免将药物磨碎后服用，造成孩子抗拒服药，可将药物沿刻痕分成两半后，协助孩子用水吞服，也可以和专用于协助服药的口服凝胶一同服用。

5. 输注兔抗人胸腺细胞免疫球蛋白时应注意什么？

兔抗人胸腺细胞免疫球蛋白（rabbit anti-human thymocyte immunoglobulin，ATG）主要功能是免疫抑制，一般用于造血干细胞移植的预处理。

发热是输注 ATG 时最常见的不良反应，输注 ATG 时家长须协助医护人员密切观察孩子的体温变化，当孩子发生低热时，可采取多饮温开水、温水擦浴等物理降温措施，温水擦浴时擦拭的部位大多选择血管相对丰富的部位，如腋窝、腹股沟、腘窝等，通过温水可以带走热量，促使体温下降，物理降温后及时复测体温，必要时可重复物理降温方式。当孩子四肢肢端暖和、未发生寒战时，可给予冰袋及降温贴辅助降温。如果孩子体温超过 38.5℃，则需要根据医生嘱咐使用退热药物，退热期间要鼓励孩子多喝温水，避免大量出汗导致脱水。

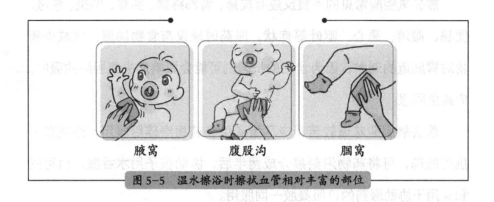

腋窝　　　　　　腹股沟　　　　　　腘窝

图 5-5　温水擦浴时擦拭血管相对丰富的部位

　　输注 ATG 时还要观察孩子是否有皮肤瘙痒、皮疹等皮肤异常情况，观察有无呼吸加快、呼吸费力等呼吸道症状，如有上述情况发生，须立即通知医护人员，以免发生严重过敏反应。

 6. 输注氨甲蝶呤时要注意什么？

　　氨甲蝶呤输注后最常见的不良反应是口腔黏膜溃疡，口腔黏膜溃疡发生后孩子痛感剧烈，因疼痛不愿或恐惧进食，既会增加孩子的痛苦，还会影响孩子的情绪状态、营养摄入以及睡眠质量。

　　（1）在输注甲氨喋呤时，可让孩子使用冰生理盐水含漱，以减慢孩子口腔黏膜内血液流动的速度，从而减少药物在口腔黏膜停留的时间，减轻药物对黏膜的损伤，临床还常使用亚叶酸钙作为氨甲蝶呤化疗后的解毒剂，可减少氨甲蝶呤对黏膜细胞的毒性作用。

　　（2）甲氨喋呤输注结束后，可继续使用冰生理盐水、亚叶酸钙稀释溶液、复方氯己定、康复新液等漱口液交替漱口，保持口腔清洁，预防口腔黏膜感染发生。

氨甲蝶呤还可引起骨髓抑制及胃肠道副反应，治疗期间须密切观察孩子是否出现皮肤黏膜及脏器的出血，监测体温，加强日常护理，避免发生感染。当孩子食欲减退时，注意合理搭配饮食结构，可少食多餐，当孩子口腔黏膜溃疡严重影响进食时，可按医生要求插入鼻胃管进行鼻饲，保证孩子的营养供给。

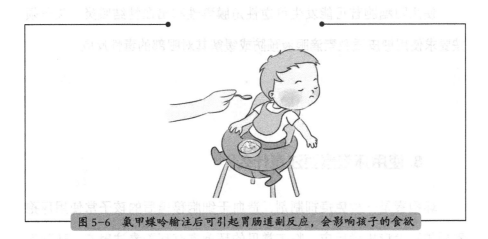

图5-6 氨甲蝶呤输注后可引起胃肠道副反应，会影响孩子的食欲

7. 静脉输注阿糖胞苷要注意什么？

阿糖胞苷是造血干细胞移植预处理方案中的一种化疗药物。

孩子在使用阿糖胞苷时，可能会出现严重的恶心、呕吐等胃肠道反应，当孩子呕吐症状明显时，可根据医生嘱咐适当禁食，减少孩子胃肠负担；当孩子胃口较差时，建议少食多餐，待孩子食欲好转后，可以进食高蛋白、高营养、易消化的清淡食物，如牛奶、鱼类、肉类等。

用药期间，可能会引起孩子严重骨髓抑制，具体表现为贫血、感染和出血，用药期间须定期监测血常规，注意观察是否出现咳嗽、发热、腹泻等感染症状，是否有皮肤黏膜苍白、乏力、头晕等贫血表现，注意观察孩子口、鼻、眼结膜及肛门是否有出血现象。

使用阿糖胞苷可能发生可逆性角膜毒性和出血性结膜炎，孩子须按要求使用糖皮质激素滴眼液预防或缓解其对眼部的毒性反应。

8. 使用环孢素要注意什么？

环孢素是一种免疫抑制剂，造血干细胞移植后的孩子常使用环孢素预防和治疗排异反应。临床常见的环孢素有环孢素注射液、环孢素软胶囊以及环孢素口服溶液。

环孢素注射液是一种淡黄色至棕黄色的澄明油状液体，静脉注射时常使用静脉注射泵控制输液速度，使液体匀速泵入，实现精准输入。口服环孢素有两种规格，一种为环孢素口服溶液，每日分两次定时服用，须使用配套吸管正确吸取每次口服剂量，在孩子饮食允许的条件下，可用橘子、苹果汁，或根据孩子口味用软饮料稀释后服用，注意不要使用葡萄汁、葡萄柚汁稀释，其可能会影响环孢素药效。另一种为环孢素软胶囊。可以根据孩子的剂量需要，选择最合适的规格，对于年龄较大的孩子，口服环孢素软胶囊会更方便，其用药要求与环孢素口服溶液相差无几。

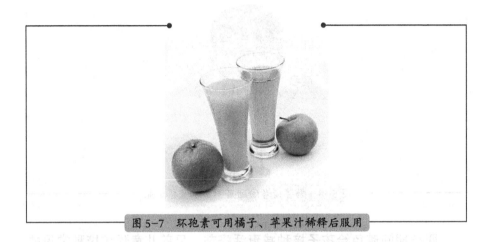

图 5-7　环孢素可用橘子、苹果汁稀释后服用

使用环孢素期间，孩子免疫力较低，不能接种麻疹、卡介苗、水痘等活疫苗，要避免接触感冒、发热的人群，如果家属或者周围的亲戚朋友有感冒发烧症状时，要注意保护性隔离，做好家中环境的清洁卫生工作。

9. 口服吗替麦考酚酯应注意什么？

造血干细胞移植后的孩子常口服吗替麦考酚酯预防移植后排异反应以及治疗难治性排异。据孩子的体重计算得出吗替麦考酚酯的使用剂量，当孩子的体重发生显著变化时须及时告知医生，及时调整剂量，服药时可用温水充分溶解分散后服用，也可以直接温水送服，饭前 1 小时或饭后 2 小时服药。

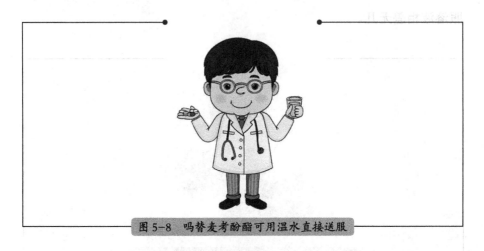

图 5-8　吗替麦考酚酯可用温水直接送服

服药期间避免给孩子接种减毒活疫苗，目前儿童预防接种常见的减毒活疫苗有麻疹减毒活疫苗、乙型脑炎减毒活疫苗、口服脊髓灰质减毒活疫苗等。

吗替麦考酚酯可引起胃肠道反应，表现为恶心、呕吐、腹泻、便秘及消化不良，须重点观察孩子的食欲情况；吗替麦考酚酯也可引起骨髓抑制，具体表现为贫血、白细胞减少及血小板减少，白细胞减少时孩子的免疫力较低，要重点观察是否出现感染症状，血小板减少时注意观察孩子口、鼻、眼结膜是否出血，有无血尿、血便，皮肤黏膜是否有瘀点瘀斑，此时应减少活动避免碰撞，必要时卧床休息及时就医；吗替麦考酚酯还可能会引起机会性感染，一般是巨细胞病毒感染，家长们要注意观察孩子是否出现黄疸、皮肤瘀点，必要时复查听力。

造血干细胞移植后的孩子常规口服吗替麦考酚酯时间为一个月左右，一个月后需根据孩子是否有排异反应来决定是否需要继续用药，孩子出院后家属须把药放在孩子接触不到的地方避免误服。

10. 口服苯妥英钠应注意什么？

苯妥英钠常用于抗癫痫，造血干细胞移植的孩子常使用苯妥英钠预防白消安的不良反应——痫性发作。

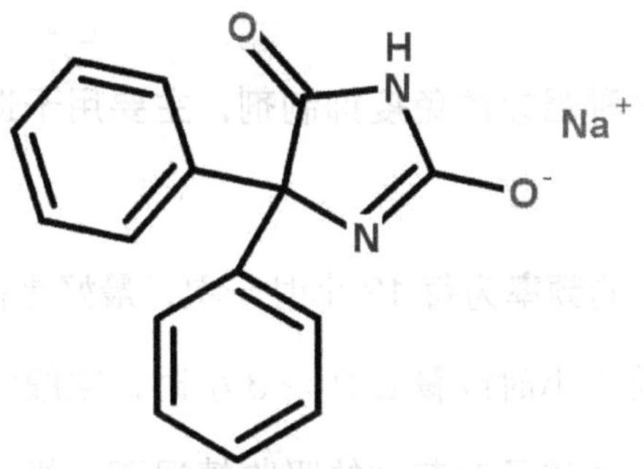

图 5-9　苯妥英钠化学分子式

苯妥英钠的副作用较小，最常见的副反应为牙龈增生，其中儿童更为常见，用药期间应加强孩子口腔清洁卫生，可适当按摩牙龈。该药可能引起恶心、呕吐等胃肠道不良反应，可饭后服药减轻胃肠症状；可能会导致粒细胞和血小板减少，应做好孩子的保护性隔离，避免感染，血小板减少时应减少活动、避免碰撞，必要时卧床休息，注意观察孩子口、鼻、眼结膜是否有出血，皮肤是否有出血点及瘀点瘀斑，观察孩子大小便颜色，警惕脏器出血。

当孩子使用苯妥英钠发生过敏反应时，常会出现皮疹伴高烧，甚至可能出现全身皮肤潮红、肿胀、脱屑等严重皮肤反应，因此，服药期间应加强孩子皮肤的护理，出现皮疹时禁止抓挠防止皮肤进一步损伤，为孩子更换纯棉材质、宽松舒适的衣物，保持孩子皮肤清洁、干燥。

11. 口服他克莫司要注意什么？

他克莫司是一种强效的免疫抑制剂，主要用于造血干细胞移植后的抗排异治疗。

服用他克莫司的频率为每 12 小时一次，最好是在空腹时服药，具体时间为至少餐前 1 小时或餐后 2～3 小时，空腹时用药能达到药物的最大吸收量。每个孩子对药物的吸收情况不一样，服用他克莫司期间需要定期监测血药浓度，医生会根据血药浓度的结果来决定是否需要增加或减少剂量，使其维持在有效水平以达到抗排异效果。值得注意的是，血药浓度须在清晨空腹且还没有口服他克莫司前抽取，这样可使血药浓度结果更准确。

他克莫司可引起胃肠道的不适、血糖升高、血压升高、肝毒性、肾毒性等一系列不良反应，服药期间须定期复查肝肾功能，监测血糖变化。使用他克莫司时须避免与环孢素一同服用，这样会加重药物的肾毒性，他克莫司与氟康唑、伏立康唑、卡泊芬净等药物同时使用时会影响血药浓度，须根据医生医嘱合理、安全用药。

12. 皮下注射低分子量肝素钙要注意什么？

造血干细胞移植后肝窦阻塞综合征是移植后严重并发症之一，临床常使用低分子量肝素钙注射液预防。

注射时对容易害怕紧张的孩子，家长要配合护士做好孩子的心理疏导，以免注射时过于紧张导致肌肉收缩加重孩子的疼痛感或形成硬结。

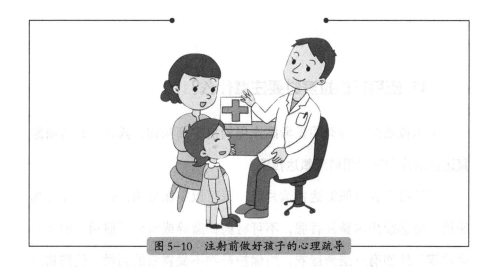

图 5-10 注射前做好孩子的心理疏导

皮下注射低分子量肝素钙后按压棉签的力度不应过大，以皮肤下陷 1cm 左右的力度为宜，局部按压时间大于 5 分钟至不出血为止，这样可以减少皮下出血的发生，缩小出血面积，造血干细胞移植的孩子血小板相对较低，按压时间需相应延长。

注射期间应左右交替注射，避免同一部位连续注射后产生大血肿或局部瘀青。注射后注射部位若有血肿形成，可根据血肿的大小采用不同的方法减轻血肿，$1.0 \sim 1.5\,mm^2$ 大小的局部小血肿一般可以自行吸收，可以用棉签局部按压穿刺部位 30 分钟以防继续出血；如果血肿面积稍大，注射部位为上臂三角肌时，棉签局部按压后可以用干毛巾包裹碎冰块或冰袋局部冷敷，每次冷敷时间不超过 20 分钟以避免冻伤皮肤。注射部位如果是腹部，则不宜进行冷敷，可以外用水胶体透明敷贴来吸收血肿。

13. 使用氟达拉滨时要注意什么？

氟达拉滨是一种有明显毒副作用的抗肿瘤药物，其性状分为磷酸氟达拉滨片和注射用磷酸氟达拉滨。

移植孩子在口服氟达拉滨片时，既可以空腹服用，也可以伴食物服用，但必须用水整片吞服，不可将药物磨碎或嚼碎后服用，因为氟达拉滨片外面有一层薄膜衣，能保护药物不受胃液的刺激，使药物直接被肠道吸收，弄碎后服用会影响药物的吸收效果，同时，要注意避免皮肤和黏膜直接接触药物。

　　氟达拉滨对口腔黏膜的的破坏作用较强，用药期间，需加强孩子的口腔护理，每日餐前、餐后及时漱口或刷牙，使用的牙刷应选择软毛牙刷，睡前彻底清洁口腔，配合使用生理盐水和氯己定等漱口液，减少口腔内细菌的生长。

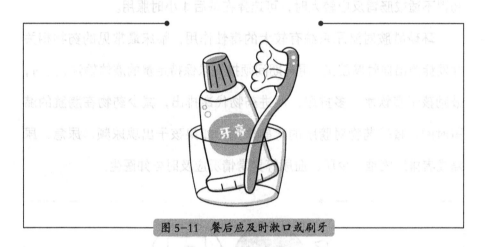

图 5-11　餐后应及时漱口或刷牙

　　用药期间孩子可能会出现寒战、高热、恶心、呕吐、腹泻等不适，当出现异常症状时须及时告知医生、及时处理。寒战时注意保暖，高热时按医嘱及时使用退热药物；恶心、食欲减退时可少食多餐；呕吐严重时可根据医嘱适当予以禁食以减轻胃肠负担；腹泻时须密切观察孩子大便的颜色、性状、数量，注意肛周皮肤的清洁和避免感染。

14. 使用环磷酰胺时要注意什么?

环磷酰胺也是一种免疫抑制剂,用于造血干细胞移植免疫抑制治疗。

建议餐前 1 小时服用环磷酰胺,这样有利于药物吸收,如果孩子肠胃不适或肠胃反应较大时,可选择在餐后 1 小时服用。

环磷酰胺对泌尿系统有较大的毒性作用,临床最常见的药物相关并发症为出血性膀胱炎,用药期间须按要求保持足量的液体输注,同时,鼓励孩子多饮水,多排尿,促进药物代谢排出,减少药物在膀胱的潴留时间,减轻药物对膀胱的毒副作用。如果孩子出现尿频、尿急、尿痛或者排尿困难、少尿、血尿等异常情况应及时告知医生。

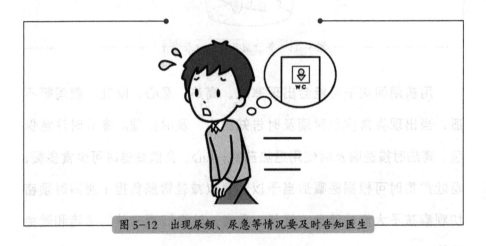

图 5-12 出现尿频、尿急等情况要及时告知医生

除出血性膀胱炎外,临床上常见的不良反应有:脱发、皮肤色素沉着、恶心、呕吐、食欲减退、腹泻、发热等,需加强孩子的生活及饮食管理,脱发时及时清理碎发、更换床单被套,保持床单位干净、整洁,

预防感染的发生。恶心、食欲减退时可少食多餐，呕吐严重时可根据医嘱适当予以禁食减轻胃肠负担。腹泻时须密切观察孩子大便的颜色、性状、数量，注意肛周皮肤的清洁和避免感染。高热时按医嘱及时给予物理降温或使用退热药物。

环磷酰胺可能会导致孩子出现眩晕、视力模糊等，用药时尽量让孩子卧床休息，避免长时间使用手机、平板电脑等电子设备。

15. 移植前都需使用更昔洛韦吗？

巨细胞病毒感染是免疫功能受损的孩子常见的机会性感染，机会性感染是指某些原本就寄生在孩子体内的病原体，这些病原体致病力低，在孩子免疫功能正常时不会致病，当孩子免疫功能低下时，这些病原体就有机会导致孩子出现各种感染症状。

造血干细胞移植的孩子因免疫功能低下，极易发生潜伏在孩子体内的巨细胞病毒再激活，尤其是异基因造血干细胞移植后更容易出现重症巨细胞病毒感染，而巨细胞病毒肺炎则是造成移植失败及死亡的重要原因之一，因此，对于造血干细胞移植的孩子，巨细胞病毒感染的预防尤为重要。

更昔洛韦是预防、治疗巨细胞病毒感染的有效药物之一，大剂量的更昔洛韦可显著延迟巨细胞病毒感染发生的时间，计划进行造血干细胞移植的孩子在移植前使用更昔洛韦只是预防巨细胞病毒感染的一种途径，医生会根据孩子的具体情况，选择合适的药物预防巨细胞病毒感染，临床常见的预防、治疗巨细胞病毒感染的药物还有伐昔洛韦、阿昔洛韦、缬更昔洛韦、膦甲酸钠等。

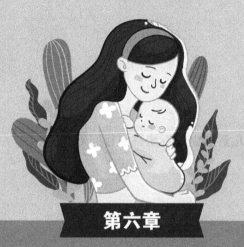

第六章

造血干细胞移植出院后的家庭护理

儿童造血干细胞移植百问百答

1. 移植孩子出院后居家环境有何要求?

孩子出院早期,与孩子共同居住的人员越少越好,避免与过多的家属、亲友接触,因为移植后的孩子需要很长一段时间进行免疫功能的重建,这段时间孩子免疫力低下容易感染,所以人员结构越简单孩子相对越安全。

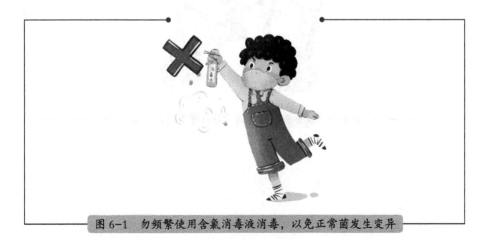

图 6-1　勿频繁使用含氯消毒液消毒,以免正常菌发生变异

　　孩子的居家环境要求干净、简洁，尽量减少家具摆放，选择的家具构造越简单越好，因为家具越少灰尘积累接触面就越少，灰尘会附着细菌及病毒，我们需要尽可能地减少房间灰尘的积留；而家具构造越简单越方便进行擦拭、消毒，孩子的房间建议每天用清水擦拭两遍，有条件者可选择一次性抹布，若为循环使用的抹布，清洗干净后放在通风处晾干备用。除每天的清水清洁外，还可以间断地使用消毒湿巾或含氯消毒液进行接触物品的擦拭，避免长时间频繁地使用含氯消毒液进行环境消毒，因为长期使用消毒剂可使房间里的正常菌发生变异，而感染变异后的菌群后很难找到敏感的药物进行治疗。

　　孩子居住的房间需每日开窗通风 2 次，每次约半小时，有条件者可使用空气消毒机进行房间空气消毒。

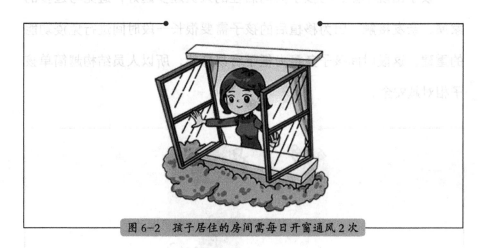

图 6-2　孩子居住的房间需每日开窗通风 2 次

2. 居家时皮肤护理如何做?

移植孩子出院回家后要注意个人卫生,每天饭前、便后、游戏、看书或接触污物后,用肥皂或洗手液在流动水下洗净双手,天气较冷时宜选择用温热水洗手,洗净双手后可用手消毒液擦拭,如果孩子使用手消毒液出现过敏反应立即停用。

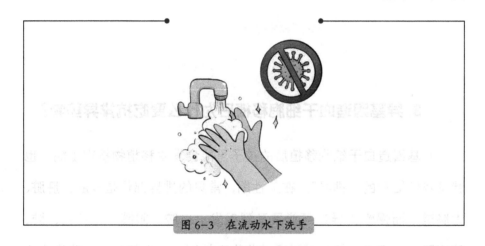

图 6-3　在流动水下洗手

移植后孩子容易出汗,应注意保持皮肤干燥,每日用软的毛巾擦洗全身,重点注意孩子皮肤褶皱处要保持清洁、干燥,用过的毛巾、衣物洗净后在阳光充足和通风好的地方晾干,若家中有配备紫外线消毒的衣物烘干机可选择用紫外线消毒、烘干衣物。

出院后须按出院医嘱做好五官护理,按要求每日眼药水滴眼 3 ～ 4 次;选择合适的漱口水交替漱口,饭后及时漱口,可选用软毛牙刷刷牙,保护好牙龈及口腔黏膜;便后用按 1 mL 碘伏加 1000 mL 温水稀释后坐浴 15 ～ 20 分钟,每日可常规坐浴两次,预防肛周及会阴部位感染，坐浴时应使用温开水，毛巾宜柔软。除此之外，还要每日观察孩子全身皮肤情况，包括全身皮肤是否有红斑、斑丘疹，是否有瘙痒等症状；定时为孩子翻身按摩，若孩子皮肤干燥，可使用无刺激性的润肤露，并且减少阳光直射或其他易导致过敏的外界环境对皮肤的刺激。当孩子皮肤出现脱屑、脱皮时要注意避免局部皮肤受压。

3. 异基因造血干细胞移植后为什么要吃抗排异药物？

异基因造血干细胞移植后的孩子可能会发生移植物抗宿主病，也就是我们俗称的"排异"。在急性期，常见的排异部位是皮肤、肝脏、胃肠道；而慢性排异还可能累及到毛发、口腔、眼睛、生殖器、肺、脑等器官。排异大部分可以通过药物来控制，但少部分孩子药物治疗效果差，发生了严重的脏器功能损害，可能导致死亡或者严重的后遗症。所以怎样减少排异的发生，怎样去控制已经发生的排异，对于移植的成功有着重大意义。治疗不如预防，这个观点对于排异同样适用，我们通常会在异基因造血干细胞移植后给予一些免疫抑制剂来预防排异的发生，如果还是发生了，会调整和增加抗排异药物的组合。常用的药物有环孢素、他克莫司、甲泼尼龙等。排异的发生跟供受者的配型相合程度相关，全相合移植排异发生的可能性更低些。

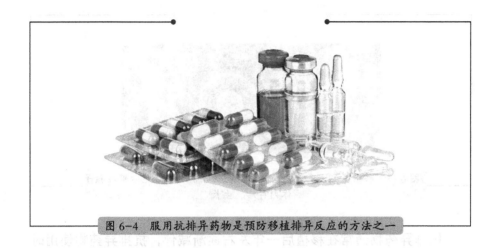

图 6-4　服用抗排异药物是预防移植排异反应的方法之一

 4. 抗排异药物要服用多久?

　　抗排异药物的使用主要在移植期间的两个阶段，第一个阶段为移植早期，需要使用抗排异药物让供者干细胞不被孩子免疫系统攻击，能够在孩子体内存活、生长；第二阶段为供者干细胞已经在孩子体内顺利生长并生成免疫细胞，这类免疫细胞认为孩子的细胞为"异己物"而进行攻击发生排异反应，这时孩子皮肤出现红斑、皮疹、颜色变深、脱屑，出现腹泻、腹水等症状，临床则会使用环孢菌素、吗替麦考酚酯、他克莫司等抗排异药物等来减轻或阻止移植物对孩子细胞的攻击。

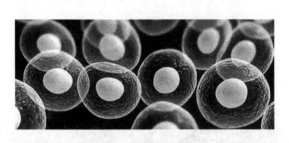

图6-5 移植早期，需要使用抗排异药物让供者干细胞能够在孩子
体内存活、生长

抗排异药物通常在移植后一年左右逐渐减停，抗排异药物使用时间的长短需根据孩子排异反应程度及自身情况来决定。

 5. 移植后孩子居家时什么情况应及时就诊?

孩子进行造血干细胞移植术出院后，家属须每天监测孩子体温、脉搏、呼吸、血压、血氧饱和度等各项生命体征，观察孩子全身皮肤、呼吸道、胃肠道等各系统是否出现异常症状，如出现以下症状时，应及时就诊。

（1）口腔溃疡，鼻腔、齿龈出血。

（2）突发疲乏，有持续或间断发作的胸痛、胸闷、咳嗽、呼吸困难。

（3）持续或间断性的呕吐，呕吐物为流质或服用过的药物。

（4）腋下体温超过38℃或连续两次（间隔2小时）超过37.5℃，有寒战或出冷汗。

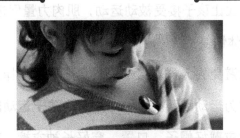

图 6-6　出院后须每天监测孩子各项生命体征，例如体温

（5）肝区疼痛、眼黄、尿黄、肝功能异常、体重明显增加或减轻、腹围明显增大。

（6）尿频、尿急、尿痛，腹痛、腹泻等。

（7）便血或阴道出血。

（8）皮肤瘙痒、皮疹，局部出现红、肿、热、痛、水疱、脓疱等。

 6. 移植后孩子可以做运动吗？

移植后的孩子可以根据血象的回升情况及体力耐受程度进行适当的运动，在孩子耐受的范围内可以每天安排有规律的休息与运动，运动原则为：由局部运动逐渐增加至全身运动，由室内运动逐步扩大至室外运动，运动时间可逐步延长，以孩子自我感觉良好且身体能耐受为宜。

如果孩子检查提示存在心肌损害，需要遵医嘱适当减少运动量，必要时卧床休息，对于身体特别虚弱难以进行运动的孩子，家长也可以采用按摩的方式让孩子接受被动运动，肌肉力量促进全身血液循环，也能促进孩子身体恢复。

孩子运动时避免去人群聚集的公共场所，宜选择人员较少的室内或空旷的户外作为运动场所。移植后一年内孩子运动时要避免太阳直射。必须外出时应戴好帽子、口罩，穿好长袖衣裤，穿包脚的鞋，注意运动安全，避免跌倒、碰撞造成出血和感染。

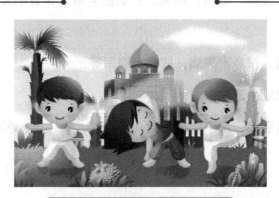

图 6-7　适量运动，注意劳逸结合

适量的运动有利于促进移植后孩子的身体恢复，我们只需注意不要进行过于剧烈、易发生身体碰撞的运动，视孩子身体情况选择合适的运动方式及强度，运动量可慢慢增加，注意劳逸结合。安全的、科学的、适量的运动能提升孩子的身体素质，还能让孩子的生活更丰富多彩，促进其身体、心理健康。

7. 移植后携带 PICC 导管出院的孩子如何进行居家维护?

造血干细胞移植后，多数孩子会携带 PICC 导管出院，出院后正确进行 PICC 导管的居家护理也是减少移植术后并发症的有效方法之一。

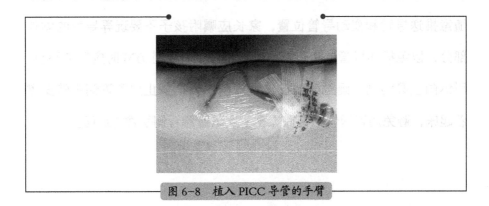

图 6-8　植入 PICC 导管的手臂

（1）注意个人及家庭环境卫生，避免到人多的公共场所，避免各种感染因素。

（2）按时进行导管维护，至少每 7 天前往具有 PICC 导管维护资质的医院进行冲管和封管、更换敷贴及输液接头。如 PICC 导管及附加装置、局部皮肤出现异常情况，须及时就医，如：置管侧手臂麻木；手臂或胳膊、颈部肿胀，臂围明显增大；敷贴松脱；输液接头破损、脱落；穿刺部位红、肿、痛和有分泌物、渗血；导管回血、堵塞，导管体内部分滑出体外或导管损伤、断裂。

（3）为促进血液循环，每日须进行置管侧手臂握拳、伸展等柔和的运动。

（4）置管后淋浴时用保鲜膜在置管部位缠绕 2 ~ 3 周作为"临时

袖套"，分别确保贴膜边缘距离袖套边缘至少 3～5 cm，并在淋浴时举起置管侧手臂，沐浴后检查贴膜有无浸水松动。

（5）避免盆浴、泡澡；避免衣服袖口过紧，以免穿脱衣服时将导管带出；避免游泳、打球等大范围的手臂旋转活动；禁止牵拉导管或随意推送导管和变动导管位置，家长应嘱咐孩子不要玩弄导管的体外部分，以免损伤导管或将导管意外拔出；选择锻炼方式时应避免举重、引体向上等活动，睡觉时勿压迫置管侧手臂，禁止用置管侧手臂支撑着起床，避免用置管侧手臂提重物；严禁给置管侧手臂测血压。

8. 移植后多久可以上学？

造血干细胞移植后的孩子多久能上学因人而异，它取决于孩子移植后有无并发症以及并发症的严重程度。一般来说，配型全相合的异基因造血干细胞移植的孩子至少需要在家休养 6 个月至 1 年的时间，而配型半相合的孩子则需要至少 1 年以上的时间，若孩子身体状况好，未发生严重并发症，心理素质强且有强烈的学习欲望可考虑送孩子上学。

移植后的孩子能否上学除需考虑孩子身体因素外，还需考虑孩子的心理状况，学校卫生状况、空气环境、学校氛围等因素，需慎重考虑上学的时机。

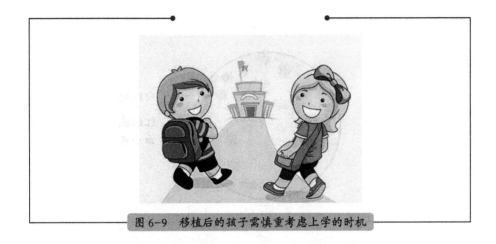

图6-9　移植后的孩子需慎重考虑上学的时机

移植后孩子的免疫功能重建是一个漫长的过程，综合评估后可以上学的孩子也须做好个人防护措施，勤洗手，尽量不参加人员密集的活动，必要时佩戴口罩，当孩子自感疲累、身体不适时应暂缓上学。

9. 移植后多长时间血象可以恢复?

血象就是指血常规结果，血象的内容有很多，涵括了外周血中所有血细胞的数量及形态。对于造血干细胞移植的孩子，我们所说的血象恢复是指孩子血常规结果中中性粒细胞、血小板、血红蛋白这几项重要项目指标恢复至正常水平或接近正常水平。

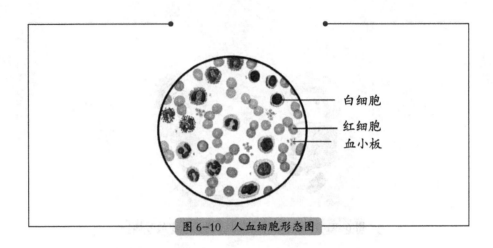

白细胞
红细胞
血小板

图6-10　人血细胞形态图

　　造血干细胞移植成功后，孩子自身的造血功能会逐渐退化至消失，移植进入孩子体内的造血干细胞成功植活，这时，新的造血系统开始重建，血细胞开始慢慢生长，血象逐渐恢复。

　　造血干细胞移植的孩子血象恢复的时间是因人而异的，孩子血象恢复的具体时间受孩子身体状况、疾病类型、移植方式、移植物来源、移植前预处理方案的强度等多方面因素的影响。一般来说，造血干细胞成功植活后四周内中性粒细胞计数可回升至 0.5×10^9/L 以上，而血小板回升时间会相对较长，血小板计数达到 50×10^9/L 以上所需时间多长于 4 周。当孩子移植物来源为外周血干细胞时，造血重建的速度会稍快一些，中性粒细胞和血小板恢复的时间分别为移植后 8～10 天和 10～12 天左右；若移植物来源为脐带血时，造血系统恢复较慢，大部分孩子于移植后 42 天左右中性粒细胞恢复，而血小板恢复可能会延迟至半年左右，还会存在少部分脐带血移植不能植活的情况。

10. 移植后多长时间可以重建免疫功能?

造血干细胞移植成功后孩子自身的造血功能会逐渐退化，最后完全丧失功能。而移植进入孩子体内的造血干细胞会逐渐存活，血细胞开始生长，造血功能及免疫功能开始重建。

孩子出层流洁净病房时造血系统虽然已经逐渐恢复，但免疫系统却仍然非常弱，其免疫能力相当于一个半岁婴儿的水平，特别是出层流洁净病房后至移植后半年的这段时间内，孩子会因为不同程度的排异反应须使用免疫抑制剂，在此期间他们的免疫力极低，容易发生严重感染，因此，必须做好保护性隔离，尽量减少外出，居住房间及房间内物品须定期清洁、消毒，同时注意饮食卫生，避免感染发生。之后，随着免疫抑制剂的减量，孩子的免疫功能会逐步恢复。

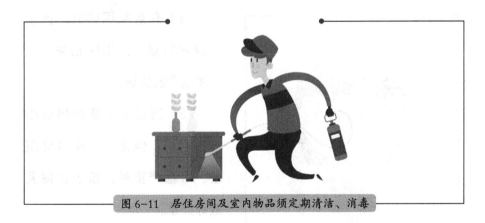

图 6-11　居住房间及室内物品须定期清洁、消毒

一般移植后两年，孩子的免疫功能初步重建，孩子已具有一定的免疫能力，发生严重感染等并发症的风险也随之减少，移植后五年孩子的免疫功能基本就能完全重建了。

11. 出院后孩子还需戴口罩吗？

孩子出院后是否需要戴口罩，需要视情况而定，一般可分为如下几种情况：

（1）若孩子在房间内独处，比如孩子在睡觉，一个人看电视、读书或玩游戏时，可以不用戴口罩。

（2）若孩子一个人在房间玩，家属只是短时间进入该房间便很快离开时，孩子可以不戴口罩，但是家属应戴好口罩进出房间。

（3）当孩子家属与孩子长时间待在一个房间时，孩子和家属则都需要戴好口罩，因为家属可能会携带某种细菌或病毒，但是没有出现任何症状，而这些细菌、病毒若传播到孩子身上，因为孩子免疫功能低下，就会发生感染。

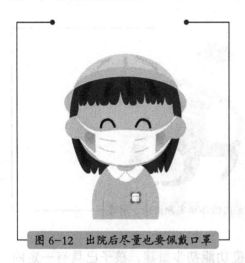

图 6-12　出院后尽量也要佩戴口罩

（4）有亲友探访时，孩子需戴好口罩。但出院初期，建议谢绝亲友探访。

（5）当孩子需要外出或小孩在家中，但是当天空气环境差、雾霾严重时，孩子也需要戴好口罩。

（6）其他不明情况下，为保险起见，可以都戴上口罩或者先咨询医务人员。

12. 出院后的居家饮食要注意什么?

孩子出院后的饮食要求总结起来就是要新鲜、干净、卫生。

孩子在移植期间一般会要求进食无菌饮食,出院后鉴于孩子的胃肠道较脆弱,我们建议孩子的食物可以逐步地从无菌饮食过渡到普通饮食,让孩子的胃肠道功能逐渐恢复正常,能适应正常的菌群。具体方法如下:若选择的是高温高压灭菌法制作无菌饮食,可以逐渐缩短蒸煮时间,将蒸煮时间从原来的 20 分钟缩短到 15 分钟,观察孩子的肠道反应,若没有出现腹痛、腹泻等不适应症状,再将蒸煮时间从 15 分钟缩短到 10 分钟,以此类推直至不用高温高压灭菌为止。若选择的是微波灭菌法时,也是逐步缩短微波灭菌时间直至可以不用使用微波灭菌。

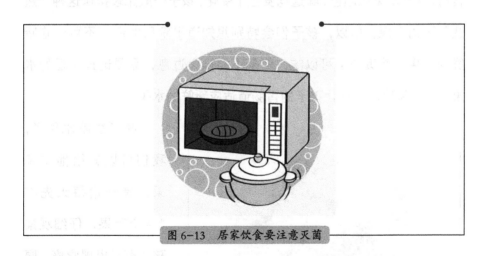

图 6-13　居家饮食要注意灭菌

孩子食物一定要选择新鲜的食物材料,若孩子想吃鱼、虾时,也要选择活鱼、活虾,吃鱼这类带骨的食物时务必要小心,可以尽量先剔除骨头，避免硬骨刮伤孩子口腔黏膜。恢复正常饮食后，制作食物要选择时间稍长一些的烹饪方式，比如：红烧、蒸、煮等，让食物熟透后再给孩子吃。

给孩子制作食物的设备，如：刀具、砧板、锅等，每日要清洁后干燥备用，特别是砧板，清洗干净后须放置在通风口晾干备用，避免细菌滋生。

13. 出院后孩子可以吃水果吗？

孩子在移植期间是可以吃水果的，只是水果需要进行灭菌后才能食用，这样水果的颜色、味道均发生了变化，孩子一般比较排斥这种"熟透"了的水果，所以，孩子们会特别想知道出院后他们可不可以吃新鲜的水果，答案是：可以吃，但是不能操之过急，需要选择合适的水果种类，循序渐进地让孩子的胃肠道适应新鲜的水果。

孩子想吃水果了，我们可以先给他吃苹果，最开始每天先吃1/4 个苹果，仔细观察孩子有无出现腹痛、腹泻等胃肠道症状，若没有任何症状，三天

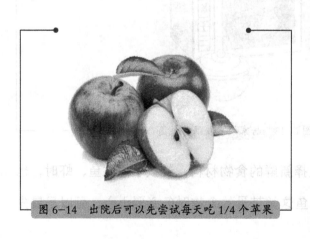

图 6-14　出院后可以先尝试每天吃 1/4 个苹果

后就可以吃半个苹果了，然后继续观察孩子的适应情况，以此类推直至可以吃一个苹果为止。

孩子出院后可以吃苹果、橙子、西瓜这类外皮较厚的水果，这类水果比较容易去皮，适合移植后的孩子们吃，建议不要吃香蕉，香蕉可能会影响孩子的大便次数，易干扰医生对孩子胃肠道反应的判断，也不要吃草莓、杨梅这类外表不光滑、很难清洗干净的水果。

参考文献

一、著作

[1] 尤黎明，吴瑛．内科护理学 [M]. 5 版．北京：人民卫生出版社，2012.

[2] 崔焱，仰曙芬．儿科护理学 [M]. 6 版．北京：人民卫生出版社，2017.

[3] 王劲．衣食住行与血液病防治 [M]．重庆：重庆出版社，2008.

二、期刊

[1] 苏会娜，杨欣．不同治疗方案对儿童恶性肿瘤存活患者卵巢功能影响的研究进展 [J]．中华妇产科杂志，2018，53（10）：725-728.

[2] 杨利．洗必泰溶液擦浴替代洗必泰溶液泡浴在造血干细胞移植患者皮肤护理的应用价值 [J]．心理医生，2018，24（29）：202-203.

[3] 李芳，范祖燕，王晓珍，等．微波灭菌方法制备无菌饮食效果观察 [J]．护理研究，2008（32）：2978.

[4] 杨晶，张蒙蒙，徐雅靖．慢性移植物抗宿主病的发病机制及治疗进展 [J]．中南大学学报（医学版），2019，44（5）：579-587.

[5] 刘艳.造血干细胞移植并发中重度肝静脉闭塞病的护理 [J].中国医药指南，2017，15（6）：197-198.

[6] 冯媛，李建勇，缪扣荣.单倍体造血干细胞移植供者选择研究进展 [J].白血病·淋巴瘤，2020，29（6）：374-377.

[7] 黎雪梅，钟婷，岑秀娴，等.儿童行造血干细胞移植易感部位预防的护理对策 [J].健康之友，2020（22）：250.

[8] 周辰，陈静.造血干细胞移植后儿童肝窦阻塞综合征 / 肝小静脉闭塞症的研究新进展 [J].国际输血及血液学杂志，2020，43（4）：306-312.

[9] 郭秋霞，王吉刚.营养状况对单倍体造血干细胞移植预后影响 [J].临床军医杂志，2020，48（12）：1418-1420，1423.

[10] 王小竹.健康宣教对造血干细胞移植患者护理质量的影响 [J].中国保健营养，2020，30（33）：314.

[11] 王晓欢，赵思俊，史红鱼.儿童造血干细胞移植的临床研究进展 [J].白血病·淋巴瘤，2020，29（11）：702-704.

[12] 史楠，田金满，张勃，等.积极心理护理干预对造血干细胞移植患者极期焦虑的影响 [J].河北医科大学学报，2020，41（10）：1216-1220.

[13] 陈霞，蒋秀美.延续性护理在造血干细胞移植术后患者中应用效果的三年随访研究 [J].护士进修杂志，2020，35（4）：361-365.

[14] 黎雪梅，钟婷，毕玉兰，等.探讨儿童重型 β 地中海贫血行造血干细胞移植的护理常规 [J].健康之友，2020（12）：228.

[15] 钟慧群，柴燕燕，周春兰，等．造血干细胞移植后患者肠外营养管理的证据总结 [J]．护理学杂志，2020，35（3）：84-86，93．

[16] 李惠霞，陈静，韩梅，等．免浸泡式药浴方法在造血干细胞移植患者中的应用研究 [J]．护士进修杂志，2018，33（4）：376-378．

[17] 谢莉莉，李惠玲，景秀琛．造血干细胞移植患者照顾者照护体验与需求的质性研究 [J]．中国实用护理杂志，2017，33（24）：1885-1888．

[18] 高媛，马晶晶．影响造血干细胞移植患者他克莫司血药浓度的因素分析 [J]．中国临床药理学杂志，2019，35（9）：840-842．

[19] 孙春红，姚建娜，王婧，等．单腔 PICC、双腔 PICC 及 CVC 导管在造血干细胞移植中应用的效果比较 [J]．现代肿瘤医学，2017，25（15）：2475-2478．

[20] 邢双双，顾则娟，蒋秀美．造血干细胞移植患者运动锻炼的研究进展 [J]．中华护理杂志，2018，53（2）：242-247．

[21] 车红，周芹．造血干细胞移植术后感染发生的因素分析与对症护理 [J]．河北医药，2017，39（17）：2712-2714．

[22] 孙春红，王晓宁，姚建娜，等．短波紫外线治疗仪治疗造血干细胞移植患者口腔黏膜炎疗效观察 [J]．陕西医学杂志，2017，46（2）：236-237．

[23] 章建丽，周晓瑜，金爱云．造血干细胞移植患者心理状况及干预进展 [J]．中国实用护理杂志，2019，35（20）：1595-1601．

[24] 赵新玲，郝彩琴，禹春爽，等. 健康教育在造血干细胞移植患者及家属心理护理中的应用 [J]. 中国医学伦理学，2018，31（6）：758-761.

[25] 骆燕辉，周翾. 造血干细胞移植患儿相关心理社会因素的研究现状 [J]. 中华实用儿科临床杂志，2018，33（3）：238-240.

附 录

[24] 花放锦，冰风奕霞，等。强健和骨在未

都有之病临床表现中药应用 [J]。中国医学检验学，2018，31（5）：
75B～YC1

[25] 陈燕原，医药。合地干和医德德 [1]。中国医学

德本 [J]。中医心和本学，根本，2018，（11）：63～10

附录一

血常规正常结果参考值

分析项目	单位	正常值范围
白细胞计数	$\times 10^9/\text{L}$	5～12
中性粒细胞比值	比值	0.20～0.60
淋巴细胞比值	比值	0.20～0.70
单核细胞比值	比值	0.03～0.1
嗜酸粒细胞比值	比值	0.005～0.05
嗜碱粒细胞比值	比值	0～0.01
中性粒细胞计数	$\times 10^9/\text{L}$	1.2～6.8
淋巴细胞计数	$\times 10^9/\text{L}$	0.8～4.0
单核细胞计数	$\times 10^9/\text{L}$	0.3～0.8
红细胞计数	$\times 10^{12}/\text{L}$	3.5～5.5
血红蛋白浓度	g/L	110～160
红细胞比积	%	35～45
平均红细胞体积	fL	79～95
平均红细胞血红蛋白量	pg	27～31
平均红细胞血红蛋白浓度	g/L	320～360
血小板总数	$\times 10^9/\text{L}$	100～400
血小板比积	%	0.11～0.45
平均血小板体积	fL	6～13
血小板体积分布宽度	%	9.6～15.2

注：不同年龄段各参考值稍有不同，具体情况请咨询接诊医生。

附录二

造血干细胞移植儿童入住层流洁净病房所需部分生活用品参考

编号	物品	具体要求	样图
1	纯棉衣裤	套头式	
2	袜子	松口长袜	
3	内裤	平角内裤	
4	毛巾	纱布或纯棉（不易掉毛屑）	
5	背心	棉质，大一码	
6	浴巾	纱布或纯棉（不易掉毛屑）	

（续表）

编号	物品	具体要求	样图
7	抽纸	如右侧图片的纸盒式抽纸和棉柔纸巾	
8	塑料抽纸盒	不掉色，按抽纸尺寸买	
9	带盖瓷碗或微波炉饭盒	碗口9 cm（6个碗）	
10	不锈钢杯	304材质，高度10 cm，杯口直径10 cm	
11	保温杯	陪护人使用	

（续表）

编号	物品	具体要求	样图
12	马桶	按年龄选择	
13	皮尺	宽度 0.5 cm	
14	小手电筒	带柔光	
15	保鲜袋	食品级材料	
16	纯净水	正规厂家生产	
17	带刻度玻璃杯	耐高温	

（续表）

编号	物品	具体要求	样图
18	消毒纸巾	含双链季胺盐成分，用于物体表面消毒	
19	凉拖鞋	陪护人和孩子各一双	
20	擦浴盆子	304 不锈钢直径 30 cm	
21	喂药器	滴管式，容易清洗，耐高温	
22	笔	水性笔 1 支碳性笔 1 支	
23	牙刷	软毛牙刷	

（续表）

编号	物品	具体要求	样图
24	紫外线空气消毒机	出院后家中使用	
3 岁以下儿童建议视情况加备以下物品			
1	月子牙刷	独立包装	
2	奶瓶	瓶身有刻度	
3	纸尿裤	根据孩子需要准备	
4	隔汗巾	全棉	

注：本表仅供参考，具体要求请以造血干细胞移植医院要求为准。

儿童造血干细胞移植百问百答